Makrobiotik für Einsteiger

ECON Ratgeber

Im ECON Taschenbuch Verlag ist folgender Titel von
Marga Bahnemann lieferbar:

Makrobiotik für Einsteiger

Das Buch

Bei dem Wort Makrobiotik denken die meisten an gesunde Ernährung. Zwar spielt diese in der Makrobiotik eine große Rolle, doch es
geht um wesentlich mehr als nur eine andere Art, sich zu ernähren.
Die Makrobiotik ist eine Art zu leben, mit der immer größere Bewußtheit und Klarheit erlangt und somit das allgemeine Wohlbefinden gesteigert werden können. Schon kurze Zeit nach der Umstellung der Ernährungsweise auf makrobiotische Kost fühlt man sich
ausgewogener und entspannter.
Man erfährt alles über die Grundgedanken der Makrobiotik und die
Anwendung im Alltag. Auch der praktische Teil kommt nicht zu kurz:
ausführlich erklärt die Autorin die Behandlung der Lebensmittel und
die richtige Verarbeitung von Zutaten, die in den zahlreichen Rezepten verwendet werden.

Die Autorin:

Marga Bahnemann ist als Heilpraktikerin für Makrobiotik und klassi-
sche Homöopathie in Köln tätig.

Marga Bahnemann

Makrobiotik
für Einsteiger

**Lebensenergie und inneres Gleich-
gewicht durch bewußte Ernährung**

Mit vielen Rezepten

ECON Taschenbuch Verlag

Veröffentlicht im ECON Taschenbuch Verlag
Originalausgabe
© 1996 by ECON Verlag GmbH, Düsseldorf
Umschlaggestaltung: Init GmbH, Bielefeld
Titelabbildung: Rauthgundis Höschen, Köln
Illustrationen im Innenteil: Peter Uertz, Düsseldorf
Die Ratschläge in diesem Buch sind von Autor und Verlag sorgfältig
erwogen und geprüft; dennoch kann eine Garantie nicht übernom-
men werden. Eine Haftung des Autors bzw. des Verlags und seiner
Beauftragten für Personen-, Sach- und Vermögensschäden ist ausge-
schlossen.
Gesetzt aus der Stone Serif und Syntax
Satz: HEVO GmbH, Dortmund
Druck und Bindearbeiten: Ebner Ulm
Printed in Germany
ISBN 3-612-20552-8

*Ich danke
allen meinen makrobiotischen Lehrern/innen und
Wegbegleitern/innen für die von ihnen erfahrene Hilfe und
Unterstützung.*

*Für ihren Beistand beim Schreiben dieses Buches danke ich
Angelika, Babette, Kai und Norbert.*

Inhalt

Vorwort

D urch eine drohende Krankheit auf die Suche nach alternativen Ernährungsweisen gebracht, kam ich zur Makrobiotik.

Ich verzichtete auf tierische Produkte und aß zunächst einige Wochen lang nur Reis und Gemüse. Ich wurde empfindsamer, fühlte mich dünnhäutig und hatte den Eindruck, Zusammenhänge besser erkennen zu können. Als ich weitere Produkte der makrobiotischen Kost hinzunahm, steigerte sich das Wohlbefinden.

Mein Geist war klar, ich fühlte mich frisch, und Müdigkeitserscheinungen, wie ich sie früher vor allem nach dem Essen kannte, stellten sich nicht mehr ein.

Zwischenzeitlich verhielt ich mich dogmatisch. Anderen gegenüber fühlte ich mich in exotischer Lage und überlegen. Danach wurde es auch mal langweilig. Kontakte mit anderen makrobiotisch lebenden Menschen sowie Seminare und auch das Studium der Bücher verschiedener makrobiotischer Autoren haben mich immer wieder neu motiviert. Das Hauptgewicht legte ich zu der Zeit auf die Ernährung und ihre Heilwirkung.

Im Laufe der Zeit – und ohne, daß ich genau sagen könnte wie – wuchs mein Verständnis für die umfassende Bedeutung des Prinzips von Yin und Yang. Bewußt hatte ich es zunächst nur auf die Ernährung angewendet. Inzwischen fällt es mir leichter, in allem

Sein, Denken und Handeln dieses Prinzip wiederzufinden. Ich werde insgesamt bewußter, gelassener und lebe intensiver. Die Makrobiotik läßt mich achtsamer sein.

Ich habe viel gewonnen und möchte gern davon abgeben. Dieses Buch zu schreiben, ist eine Möglichkeit dazu. Es gibt viele Wege, auf die Makrobiotik aufmerksam zu werden und das Leben mit ihr zu beginnen. Ich wäre sehr glücklich, Ihnen mit diesem Buch dabei helfen zu können.

Einleitung

Mit dem Wort Makrobiotik verbinden viele Menschen eine ganz andere Art zu essen oder auch eine strenge Diät; zumindest aber wird sofort der Zusammenhang mit der Ernährung hergestellt.

Es ist richtig, daß die Ernährung in der Makrobiotik eine große Rolle spielt. Aber die Makrobiotik ist viel mehr als nur eine andere Art, sich zu ernähren. Sie ist eine Art zu leben, mit der eine immer größere Bewußtheit und Klarheit erlangt werden kann. Mit der Ernährung wiederum unterstützt man dieses Bestreben. Schon kurze Zeit nach der Ernährungsumstellung stellt man fest, daß Ausgewogenheit und Entspannung im Alltag zunehmen.

Die makrobiotische Ernährungsweise ist jedoch keine Diät im landläufigen Sinne; sie geht weit über die allgemein üblichen Vorschläge von Ernährungsreformen hinaus. Die Art der Zubereitung spielt dabei ebenso eine Rolle wie der Einsatz der Lebensmittel, entsprechend ihrer Wirkung auf den Menschen. Das ermöglicht jedem Individuum die gezielte Abstimmung auf persönliche Situationen und Bedürfnisse.

Die in der Makrobiotik im allgemeinen verwendeten Lebensmittel bieten keine besonderen Neuheiten. Sie erinnern an den Speisezettel früherer Generationen. Es werden verschiedene Vollgetreide, Gemüse und Hülsenfrüchte gegessen, dazu etwas Meeresgemüse (Algen), Kerne und Nüsse, Obst, Gewürze und eventuell Fisch.

Sie werden bei der Lektüre dieses Buches feststellen, daß die Makrobiotik wohl eine gewisse Ordnung berücksichtigt, nicht aber strenge Vorschriften beinhaltet.

In Gesprächen oder Artikeln über Makrobiotik begegnet man immer wieder Vorstellungen von einseitiger Kost (Reisdiät). Diese Vorstellungen beruhen auf Mißverständnissen, die vor langen Jahren entstanden sind und sich hartnäckig gehalten haben.

Die makrobiotische Kost ist indes sehr vielfältig und abwechslungsreich. Um das bestätigt zu finden, brauchen Sie als Einsteiger etwas Geduld und die Bereitschaft, eigene Erfahrungen in der Praxis zu machen. Diese werden Ihnen helfen, Ihre Intuition zu wecken und das für Sie Passende herauszufinden.

Aus welchem Grund auch immer Sie diesen Ratgeber zur Hand nehmen, sei es, um einen Überblick über das Thema zu gewinnen, oder weil Sie sich bereits für die Makrobiotik entschieden haben:

Ich möchte Ihnen einerseits das nötige erste Hintergrundwissen vermitteln, andererseits möchte ich Sie neugierig machen auf den Weg des »Großen Lebens« ... (griechisch: makro = groß, bios = Leben).

Im ersten Kapitel spreche ich über die Grundgedanken der Makrobiotik und ihre Anwendung im Alltag durch den Gebrauch der Begriffe Yin und Yang.

Im zweiten Kapitel erläutere ich die Besonderheit der makrobiotischen Ernährung und im dritten Kapitel die biochemische Wirkung der Nahrungsmittel.

Danach wird es im vierten Kapitel ganz praktisch: Wie kocht man makrobiotisch, und wie werden die Lebensmittel behandelt?

Im fünften Kapitel finden Sie viele, hoffentlich anregende Rezepte, auch für spezielle Bedürfnisse.
Weiter gibt es noch Ratschläge für einige gesunderhaltende Maßnahmen.
Mit ein paar nachdenklichen Seiten über Sinn und Auswirkung der makrobiotischen Lebensweise schließt das Buch.

I. Was ist Makrobiotik?

Geschichte des Begriffes Makrobiotik

Der Begriff Makrobiotik stammt aus dem Griechischen (makro = groß, bios = Leben). Er wurde bereits im Altertum vom griechischen Arzt und Philosophen Hippokrates benutzt, der unter Makrobiotik eine Lebensweise verstand, bei der sich Menschen besonders guter Gesundheit und eines langen Lebens erfreuen. Hippokrates gab der Ernährung Vorrang bei der Erhaltung der Gesundheit und der Behandlung von Krankheiten. Von ihm stammt die Aufforderung: »Laßt Eure Nahrungsmittel Heilmittel und Eure Heilmittel Nahrungsmittel sein.«

Auch von anderen Autoren des klassischen Altertums wurde das Wort Makrobiotik in Verbindung mit einer einfachen Ernährungsweise verwendet, die zu Gesundheit und Langlebigkeit führen sollte.

Viel später, im 18. Jahrhundert, benutzte der deutsche Arzt Christoph Hufeland das Wort wieder, als er seinem Buch über Ernährung und Gesundheit den Titel gab: »Makrobiotik oder die Kunst, das Leben zu verlängern.«

Man sieht, daß sich mit dem Begriff Makrobiotik über Jahrhunderte hinweg ähnliche Gedanken verbunden

haben: Gesundheit, langes Leben, einfache und natürliche Ernährung.

Den umfassenden Sinn, den wir heute mit dem Wort
verbinden und den ich Ihnen in den folgenden Kapi-
teln erläutern will, hat ihm der japanische Philosoph
George Ohsawa (1893–1966) gegeben.

In jungen Jahren heilte er seine schweren Krankheiten
(Tuberkulose und Magengeschwüre) mit einer Diät aus
Vollreis, Gemüse und Misosuppe. Er folgte damit den
Lehren des japanischen Arztes Sagen Ishitsuka. Danach
beschäftigte sich Ohsawa eingehend mit dem Studium
von östlichen und westlichen Philosophien und Heilweisen.

Die Erkenntnisse, die er aus dem Vergleich der fernöstlichen mit der westlichen Medizin und Denkweise ge-
wann, führten zu seiner umfassenden Lebens- und Ernährungslehre, die er Makrobiotik nannte. Er verband
darin die Philosophie des alten China vom sogenannten »Einzigen Prinzip« – alles ist zusammengesetzt aus
den beiden Grundkräften Yin und Yang – mit seinen
eigenen Erfahrungen der Heilung durch die Nahrung.

Sein bekanntester Schüler ist Mishio Kushi, der in den
USA lebende makrobiotische Lehrer neuerer Zeit. Viele
andere makrobiotische Lehrer verbreiten mittlerweile
die Idee vom »Großen Leben« und seiner Anwendbar-
keit im Alltag auf der ganzen Welt.

Warum brauchen wir die Makrobiotik?

Der Wunsch nach einem langen Leben ohne Krankheit hat von jeher die Menschheit beseelt.

Die Bemühungen des modernen Menschen, ein gesundes und langes Leben zu erlangen, drücken sich aus in

seinen hohen Leistungen auf technischem, wissenschaftlichem und medizinischem Gebiet. Dafür erwartet er scheinbar zu Recht nicht nur materiellen Gewinn, sondern auch eine Steigerung seiner Lebensqualität. Zunächst sieht es so aus, als würden diese Erwartungen auch erfüllt. Viele Menschen sind der Meinung, daß es uns allen noch nie so gut gegangen ist.

Bei uns ist tatsächlich fast alles machbar und erhältlich. Wir schaffen uns eine ungeheure Auswahl an materiellen Gütern, wozu auch die Nahrung gehört, und damit der Anreiz nicht nachläßt, kommen immer mehr verfeinerte Angebote auf den Markt. Wir leben im Überfluß und sind es gewohnt, eine sehr große Zahl verschiedener Nahrungsmittel täglich zu uns zu nehmen. Nur ein sehr kleiner Teil der Erdbevölkerung lebt so luxuriös wie wir.

Nun sollte man meinen, daß bei so vielfältiger und reichhaltiger Ernährung die Menschen bei guter Gesundheit wären. Das ist nicht der Fall. Wir sind kränklich und schwächlich. Die Zahl der schweren Krankheiten steigt stetig, und allgemeine Gesundheitsprobleme – schon bei Kindern – sind an der Tagesordnung.

Bei allem Überfluß ist der moderne Mensch krank und schwächlich

Es gibt kaum noch einen Menschen, der keine allergischen Reaktionen auf Umwelteinflüsse zeigt. Chronische Vergiftungen werden immer häufiger als Ursache für verschiedenste gesundheitliche Störungen erkannt.

Es sind nicht die Umweltgifte allein, die das bewirken, sondern vor allem die Gehaltlosigkeit der Nahrung, der die wirklich wesentlichen Stoffe für Aufbau und Regeneration fehlen: dem weißen Mehl, dem Zucker, den Auszugsprodukten, den künstlich hochgezüchteten, wässerigen Gemüsen, dem mit Antibiotika und Hormonen vergifteten Fleisch.

Die heute übliche Nahrung ist in ihrem Aufbau und ihrer Qualität sehr weit entfernt von der Grundernährung unserer Vorfahren, die hauptsächlich Vollgetreide und Gemüse zu sich nahmen und eine Fleischmahlzeit als Festessen betrachteten. Die Nahrungsmittel von heute sind gekennzeichnet von Raffinierung (s. Kapitel III), Konservierung und Denaturierung. **Viele Nahrungsmittel sind stark denaturiert** Es gibt kaum noch ein Nahrungsmittel, das nicht in irgendeiner Form eine Veränderung und Bearbeitung erfährt, bevor es an den Verbraucher gegeben wird. Selbst Gemüse und Obst sind im allgemeinen behandelt, d.h. gespritzt und gewachst.

Der Verbraucher wird zwar über die Inhaltsstoffe von Fertigpackungen teilweise informiert, doch bleibt er völlig unwissend, was den jeweiligen Nährwert der Nahrungsmittel anbelangt. Dazu kommt die unübersichtliche Verquickung von Einzelzutaten in Halb- oder Fertiggerichten oder Tiefkühlprodukten. Zucker z. B. ist in fast allen fertigen Nahrungsmitteln enthalten.

Da diese mindere Qualität der Nahrung uns nicht ausreichend mit lebensnotwendigen Stoffen versorgen kann, hungern wir bei vollen Töpfen.

Die Menschen merken das erst, wenn sie krank werden. Krank werden sie durch die qualitativ schlechte Nahrung und durch die Gifte, die sie einerseits mit der Nahrung und andererseits durch die Belastung von Wasser und Luft aufnehmen.

Das alles und weitere erschreckende Zeichen von Verfall und Degeneration sind Grund genug für viele Menschen, sich und andere zu fragen, was denn getan werden kann, um zunächst für sich selbst, aber auch für uns alle und die Erde Verantwortung zu übernehmen und Möglichkeiten zur Gesundung zu finden.

Es ist ein Phänomen, daß unter allen möglichen Ursachen für gesundheitliche Störungen die Ernährung immer zuletzt in Betracht gezogen wird; auch und gerade in der schulmedizinischen Behandlung.

Dabei ist es doch so einfach zu verstehen: Nahrung wird aufgenommen, in ihre Bestandteile zerlegt, und aus ihren Bestandteilen baut sich der Körper auf. Er muß mit dem vorliebnehmen, was wir essen, und alle Zellen erneuern sich über das Blut aus dem Material, das wir ihnen dafür anbieten. Wir

Neben schädlichen Umwelteinflüssen ist Fehlernährung eine Hauptursache von Krankheit

machen uns oft nicht genügend klar, daß wir aus dem bestehen, was wir zu uns nehmen. Das ist durchaus nicht nur physisch gemeint. Je naturbelassener und ausgewogener die Nahrung, um so klarer der Geist und ausgeglichener auch das Gemüt.

Tief im Inneren weiß der Mensch jedoch um seine eigene Beteiligung an der Misere. Die Frage ist aber: Wo ansetzen? Wir haben uns so weit entfernt vom Selbstverständlichen und von der Natur, daß die vielen Ratschläge, Heilweisen, Diätformen usw. für viele Menschen eine weitere Verunsicherung darstellen. So wie man bisher gelebt hat, soll es nicht richtig sein – das merkt man ja auch –, doch welcher Weg ist denn nun richtig, wer garantiert dem verunsicherten Zeitgenossen, daß er nicht wieder in eine Sackgasse läuft?

Die Antwort lautet: Niemand. Niemand außer ihm selbst, wenn er nämlich beginnt, sein Leben und seine Ernährung ganz bewußt selbst in die Hand zu nehmen und sich auf das Abenteuer der täglichen freien Entscheidung einzulassen.

Um das zu können, braucht der Mensch eine Art Kompaß, der es ihm im Dschungel des modernen täglichen Lebens und des großen Angebotes erleichtert, seinen eigenen, für ihn speziell richtigen Weg zu finden.

Einen solchen Kompaß stellt zum Beispiel die Makrobiotik zur Verfügung.

Zusammenfassung

Der Begriff Makrobiotik taucht bereits im klassischen Altertum auf. Gründer der modernen makrobiotischen Lebens- und Ernährungslehre ist der japanische Philosoph George Ohsawa (1893–1966). Er verband die Yin-Yang-Philosophie des alten China mit seinen eigenen Erfahrungen der Heilung durch Nahrung.

In den Industrienationen herrscht ein Überfluß an Nahrung, dennoch steigt die Zahl der Menschen, die an schweren Krankheiten und Mangelerscheinungen leiden. Neben der hohen Belastung durch Umweltgifte kann dafür auch die Denaturierung der Nahrungsmittel verantwortlich gemacht werden. Die Makrobiotik ist ein Weg zu einem bewußteren und selbstverantwortlichen Umgang mit Nahrung sowie mit sich selbst und der Umwelt.

Welches Denken liegt der Makrobiotik zugrunde?

Die makrobiotische Lebensweise basiert auf der Erkenntnis,
– daß sich alles in stetigem Wandel befindet, dem sich niemand entziehen kann und
– daß dieser ständigen, wiederkehrenden Veränderung eine erkennbare Gesetzmäßigkeit innewohnt.
Natürlich wissen wir um den Wandel aller Dinge. Er ist uns vielleicht nicht immer bewußt. Wir brauchen uns

aber nur vorzustellen, was passierte, wenn der ewige Wandel nicht stattfände, und schon wird deutlich, daß ohne die stetige Veränderung kein Leben möglich wäre, kein Wachsen und Werden, auch kein Sterben. Auf den Tag folgte nicht die Nacht, auf Kälte keine Wärme.

Stetige Veränderung bestimmt unser Leben. Manchmal möchten wir das nicht wahrhaben. Dann wollen wir schöne Erlebnisse festhalten, ein Tag soll nicht zu Ende gehen und umgekehrt, auf so manche Stunde unseres Lebens glauben wir gut verzichten zu können.

Wir teilen ein: Diese Begegnung war besonders »gut«, jene Auseinandersetzung ganz »schlecht«, und wir weigern uns vielleicht, beides als zwei Seiten einer Medaille, ein und derselben Sache anzusehen. Diese Art des Denkens bestimmt weitestgehend unser tägliches Leben und macht es uns oft schwer, den Fluß der Veränderungen zu bejahen und flexibel darauf zu reagieren.

Wir wissen zwar, daß wir ohne die Traurigkeit die Fröhlichkeit nicht kennen, ohne Geräusche die Stille nicht wahrnehmen und ohne den Mißerfolg den Erfolg nicht sehen würden, aber selten bringen wir die scheinbaren Gegensätze miteinander in Verbindung, wenn wir sie erleben.

Wenn wir uns der Zusammenhänge nicht bewußt sind, geschieht es leicht, daß wir immer noch sozusagen einen draufsetzen, um Erfolg und Wohlstand zu steigern oder unangenehmen Erlebnissen und Gefühlen aus dem Weg zu gehen. Viele Menschen ahnen aber sehr wohl, daß sie sich auf Dauer schaden, wenn sie der Gesetzmäßigkeit der ewigen Veränderungen nicht Rechnung tragen, zum Beispiel, indem sie den Schmerz nicht zulassen. In makrobiotischer Sichtweise bedeutet es, im Einklang mit der Natur zu leben,

– wenn der Mensch sich dem natürlichen Gesetz des Wandels aller Dinge nicht widersetzt,
– sondern sich flexibel darauf einläßt.

Unser Leben nach dem Wandel aller Dinge auszurichten, soll natürlich nicht heißen, daß wir in glücklichen Momenten schon den Kopf in Erwartung kommenden Unheils einziehen, nein, es bedeutet eher, im Bewußtsein dessen, **Den stetigen Wandel bewußt und gegenwartsbezogen erleben** daß alles im Wandel ist, die jeweilige Gegenwart achtsam zu leben. Der Wandel, von dem hier die Rede ist, ist ja nicht zufallsbedingt. Er unterliegt den Naturgesetzen und findet statt jeweils zwischen zwei scheinbaren Gegensätzen. Die Nacht wird zum Tag, dem Winter folgt der Frühling, unserem Wachsein folgt der Schlaf, der Aktivität die Passivität und so fort.

In den westlichen Kulturen wird der Wechsel von einem Zustand in den anderen eher dualistisch, also als Gegensatz empfunden. Die fernöstliche Denkweise beinhaltet, daß ein Zustand aus dem anderen entsteht und ohne den anderen auch nicht bestehen würde. Dies kann zu Erleichterung führen: so ist ein Fehler dann nicht mehr nur ein Fehler, er ist auch Anlaß zum Lernen. So kann Krankheit zu einer anderen Qualität von Gesundheit führen, als sie vorher erlebt werden konnte. So erhalten die Gegensätze eine gleiche Wertigkeit.

Die Frage, wodurch eigentlich dieser ständige Wandel hervorgerufen wird, haben sich schon vor Tausenden von Jahren die Chinesen gestellt. Sie machten dafür zwei sich ergänzende Kräfte oder Energien verantwortlich:

– die sich ausdehnende und die sich zusammenziehende Energie.

Die sich ausdehnende Energie nannten sie Yin und die

sich zusammenziehende Yang. Ihre Erkenntnis von der sich ausdehnenden und zusammenziehenden Energie hat es den Chinesen ermöglicht, ihre ganzheitliche Sichtweise vom Menschen und vom Leben insgesamt zu entwickeln. Man nennt diese Sichtweise monistisch im Gegensatz zur dualistischen Sichtweise des Westens. Monistisch: alles ist eins, es gibt nichts Zweigeteiltes, eines entwickelt sich aus dem anderen. Dualistisch: es gibt zwei Gegensätze, und beide haben nichts miteinander zu tun.

Beispiel: Wir würden sagen: »Auf Regen folgt Sonne.« Aus monistischer Sichtweise hieße es vielleicht: »Die Sonne macht den Regen.«

Zurück zur makrobiotischen Lebensweise. Wir waren so weit, daß wir uns als makrobiotisch lebender Mensch nicht nur dem Wandel aller Dinge nicht widersetzen, sondern uns auch flexibel darauf einlassen.

Nun gehen wir noch einen Schritt weiter und machen uns die Kenntnis von der *Entstehung* des Wandels zunutze.

Wir wissen, daß hinter allen Veränderungen zwei Energien am Werk sind, eine sich ausdehnende und eine sich zusammenziehende. Die Einsicht, daß in allem, was uns widerfährt und was wir tun, diese Energien wirken, versetzt uns in die Lage, sozusagen mitzuspielen: Das heißt, in den Bereichen, die unserem Einfluß unterliegen, steuern wir in eigener Verantwortung die Wirkung der beiden Energietendenzen.

Die Kräfte des Wandels: Yin – die ausdehnende, Yang – die zusammenziehende

Zu diesem Zweck machen wir uns zunächst klar, wie diese Tendenzen in allen Lebensbereichen und in ihrer *Wirkung* auf uns selbst zu erkennen sind. Mit diesem Wissen können wir dann eine bewußte Auswahl treffen, um in gewünschter Weise Körper, Geist und Seele zu beeinflussen. Indem wir zum Beispiel die Nachteile von Extremen vermeiden, begeben wir uns mit freien Entscheidungen auf einen Weg des Ausgleichs, der zu Frieden und innerer Harmonie führen kann.

Wir nähern uns damit immer wieder dem höchstmöglichen Zustand von Harmonie und Ausgleich, zu dem wir durch die sich ergänzenden Kräfte aufgefordert werden. Man könnte auch sagen, das Verhalten dieser beiden Kräfte drückt die Sehnsucht allen irdischen Lebens nach Vereinigung aus.

Die Begriffe Yin und Yang

Aus dem letzten Kapitel sind Ihnen vielleicht noch die Aufgaben in Erinnerung, die der Mensch zu erfüllen hat, der sich auf die makrobiotische Lebensweise einlassen will:

1. Er macht sich klar, wie die sich ausdehnenden und zusammenziehenden Energien zu erkennen sind und wie sie auf ihn selbst wirken.
2. Er trifft eine bewußte Auswahl der Energie, von der er sich beeinflussen lassen möchte.

Als Kompaßnadel sozusagen dienen uns nun zur Verständigung die chinesischen Worte Yin (sich ausdehnende Energie) und Yang (sich zusammenziehende Energie). Wem es schwerfällt, sich daran zu gewöhnen, kann sich gut mit ausdehnend und zusammenziehend helfen.

Nun müssen wir lernen, was in unserem Alltag mit Yin und Yang bezeichnet wird. Das hört sich kompliziert an – aber keine Sorge: Sie werden sich ganz schnell an diese Einteilung gewöhnen:

Alles, was sich ausdehnt, sich groß, lang, breit macht, ferner was passiv, sanft, weich ist,	Alles, was sich zusammenzieht, sich klein, kurz, eng macht, ferner, was aktiv, fest, hart ist,
wird als eher *Yin* bezeichnet.	wird als eher *Yang* bezeichnet.

Dazu fallen Ihnen sicher selbst schon Beispiele ein:

ausladend gewachsene Pflanzen, weiche Früchte;	harter Holzstamm, feste Knollen;

und im Bereich der Eigenschaften:

still, dunkel, kalt, passiv, langsam	lebhaft, hell, warm, aktiv, schnell;

auf die Natur angewandt:

Yin	*Yang*
die Nacht	der Tag
der Mond	die Sonne
der Winter	der Sommer

Vielleicht ist Ihnen aufgefallen, daß ich »eher« vor die Bezeichnung Yin und Yang gesetzt habe. Es ist sicher einleuchtend, daß es kein absolutes Yin oder Yang geben kann. Die Beschreibung der Zustände entsteht immer nur im Vergleich, also ist der Holzstamm sicher eher Yang als ausladendes Blattgewächs, aber im Vergleich zum Felsen ist Holz nicht so Yang.

Wie schon gesagt: In allen Lebensbereichen sind die sich ausdehnenden und zusammenziehenden Kräfte zu finden.

Zum Beispiel im Bereich der Geschmäcker:

sauer, scharf   bitter, salzig

         süß liegt genau in der Mitte;

oder bei Lebewesen:

träge Bewegungen, z. B.   angespannter Muskel, z. B.
Elefant (groß, langsam)   Maus (klein, schnell)

Yin und Yang beeinflussen sich gegenseitig. Yin erzeugt Yang, und Yang erzeugt Yin. Zum Beispiel: Große Kälte, die Yin ist, erzeugt ein Zusammenziehen, das Yang ist. Große Hitze, die Yang ist, erzeugt Ausdehnung, die als Yin bezeichnet wird.

Früchte, die in heißem Klima wachsen (das Yang ist), werden saftig und groß. Sie dehnen sich aus, enthalten viel Wasser, werden also als Yin angesehen. In kälteren Regionen, **Wo Yin sich zurückzieht, wird Yang größer – und umgekehrt** also in einem Yin-Klima, wachsen kleine Früchte oder Wurzeln, die eine zusammengezogene Struktur haben, also als Yang bezeichnet werden.

Wenn wir also sagen, daß Yin das Gegenteil, also Yang, erzeugt und umgekehrt: Was passiert denn wohl, wenn Yin auf dasselbe trifft? Es stößt sich ab! Yin stößt Yin ab, und Yang stößt Yang ab.

Wenn zum Beispiel zwei aktive Menschen aufeinander treffen und keiner von beiden modifiziert seine Aktivität, werden sie kaum zusammenkommen. Genauso wird es sein, wenn zwei ganz Passive sich treffen. Wollen sie miteinander zu tun haben, muß mindestens einer von ihnen etwas »tun«, aktiver, also eher Yang werden.

Ich hoffe, ich habe Ihnen mit diesen Beispielen zeigen können, daß Yin- und Yang-Einteilungen nicht nur schnell zu verstehen sind, sondern auch ein interessantes Spiel sein können.

Im folgenden stehen einige Begriffe, die in der Tabelle Nr. 1 in Yin und Yang eingeteilt sind. Wenn Sie Lust dazu haben, können Sie versuchen, diese Einteilung selbst vorzunehmen, bevor Sie sich die Tabelle anschauen.

Lockerer, geistig, aufsteigend, dichter, körperlich, härter, mehr materialistisch, eher gedanklich arbeitend, länger, laut, tierisch, pflanzlich, Gesichtsform eckig, mehr spirituell, heißer, weiblich, herabsteigend, eher körperlich arbeitend, leise, mehr passiv, männlich, kälter, weicher, größer, Gesichtsform länglich, kürzer, kleiner, schnell, mehr aktiv, langsam.

Das bisher Gesagte bezog sich auf den ersten Teil der Aufgabe 1 des makrobiotischen Weges: Wie sind die sich ausdehnenden und zusammenziehenden Energien in allen Lebensbereichen *zu erkennen?* Teil zwei dieser Aufgabe ist es, sich klarzumachen, wie die Energietendenzen auf uns *wirken.*

Das ist nicht schwer zu erkennen: Alle Yin- oder Yang-Kräfte haben Einfluß auf uns, ob es sich um die jahreszeitlichen Änderungen handelt oder unsere Nahrung.

Folgende Regel gilt: Alles, was von außen auf unseren Körper trifft, gleicht dieser durch das Gegenteil aus: Wärme gleicht er mit Ausdehnung, Kälte mit Zusammenziehung aus. Dagegen bringt uns alles, was wir uns einverleiben, in den Zustand, in dem das Verzehrte selber ist.

Also: Hartes Schwarzbrot ist eher Yang, es gibt uns ein festes, trockenes Gefühl – wir brauchen ein Getränk dazu. Orangensaft ist flüssig, ausgedehnt (Yin) und sauer (Yin), er macht uns kühl.

In der Yang-Wärme des Sommers wachsen Yin-Früchte und Gemüse, die uns abkühlen und guttun, während im kalten Winter die im Herbst geernteten Lagergemüse (eher Yang als Sommergemüse) uns wärmen und stärken.

Über die Anwendung von Yin und Yang auf unsere Lebensmittel werde ich in Kapitel II ausführlich sprechen.

Alle Einteilungen in Yin und Yang beschreiben keine absoluten Zustände, sondern es wird uns damit der Übergang von einem Zustand in den anderen bewußt gemacht. Yin und Yang sind Hilfsmittel, wenn wir die einander sich ergänzenden, scheinbaren Gegensätze und Tendenzen vergleichen wollen.[1]

Yin	Yang
ausgedehnt	zusammengezogen
kälter	heißer
weicher	härter
länger	kürzer
mehr passiv	mehr aktiv
eher gedanklich arbeitend	eher physisch/sozial arbeitend
langsam	schnell
leise	laut
weiblich	männlich
lockerer	dichter
aufsteigend (Erdkraft)	herabsteigend (Himmelskraft)
größer	kleiner
geistig	körperlich
pflanzlich	tierisch
Gesichtsform länglich	Gesichtsform eckig
mehr spirituell	mehr materialistisch

Tabelle Nr. 1

1 Anmerkung für Kundige der chinesischen Yin/Yang-Einteilung: In der makrobiotischen Ernährung werden die physikalischen, nicht die energetischen Eigenschaften in Yin und Yang eingeteilt.

Yin und Yang beim Menschen

Wie die vorstehende Tabelle zeigt, werden auch menschliche Eigenschaften nach Yin und Yang klassifiziert, und nicht nur die Eigenschaften, der Mensch als Ganzheit von Körper, Seele und Geist kann mehr oder weniger Yang oder Yin sein.

Beim Menschen spielen bei der Entstehung der beiden Tendenzen die Konstitutionen und die Kondition eine Rolle.

Die Konstitution ist der durch Schwangerschaft (durch die Ernährung der Mutter), Geburt und die ersten Lebensjahre geprägte Zustand. Die gegenwärtige Kondition ist der in den folgenden Jahren durch Lebensumstände, Ernährung, Tätigkeiten u. a. m. erworbene Zustand. So können Yin- und Yang-Tendenzen einander auch überlagern. Das hört sich zunächst komplizierter an, als es ist. Zum ersten Hineinfinden in diese Denkweise ist es vielleicht nützlich, einige prototypische Merkmale zu behalten, wie

- kräftig, stämmig (Figur) = Yang
- länger, schmaler (Figur) = Yin
- rechteckig, fest (Gesicht) = Yang
- dreieckig, weicher (Gesicht) = Yin
- kleiner Mund, feste Lippen = Yang
- größerer Mund, breite, weiche Lippen = Yin
- kleine Augen = Yang
- große Augen = Yin

Oft sieht man die graphischen Zeichen ▽ für Yin und △ für Yang.

Die Tabelle Nr. 1 weist weiblich als Yin aus und männlich als Yang. Von den geschlechtsspezifischen Merkmalen her ist das einleuchtend: Weiblich ist weich und empfangend = Yin, männlich ist fest und eindringend = Yang.

Die im landläufigen Sinne als weiblich oder männlich angesehenen Eigenschaften wie sanft, weich und passiv oder hart, aggressiv und aktiv führen leicht zu der vereinfachenden Formel, daß Frauen Yin und Männer Yang seien. Damit käme man schnell zu einer Rollenfestschreibung. Jeder Mensch hat Yin- und Yang-Anteile

Jedes Individuum hat aber Yin- und Yang-Anteile. Wir dürfen beide Anteile ausleben und damit spielen. In der Sexualität wird das zum Beispiel immer wieder deutlich.

Auch im übrigen Alltag kommen unsere Yin- oder Yang-Anteile unterschiedlich zum Ausdruck. Wenn wir sie verändern möchten, zum Beispiel gern mehr Yin (weicher, sanfter) oder mehr Yang (aktiver, fester) sein wollen, haben wir mit der makrobiotischen Ernährung dazu die Möglichkeit. Wir ändern dann die Anteile der Lebensmittel, die eine Yin- oder Yang-Wirkung auf uns haben. Zu den Einzelheiten darüber kommen wir im nächsten Kapitel.

Einige Yin- und Yang-Symptome

Wenn der Zustand eines Menschen aus dem Gleichgewicht gerät und es ihm nicht gelingt, die Balance wiederzufinden, bekommt er sogenannte Symptome. Er fühlt sich nicht wohl. Wenn die Symptome stärker werden, bezeichnen wir ihn als krank. Die Krankheitszustände sind ebenfalls yin- oder yang-betont. Wenn wir einen Krankheitszustand als yin- oder yang-betont einordnen können und darüber hinaus die ausdehnende bzw. zusammenziehende Wirkung von Nahrung und Heilmitteln kennen, könne wir so dazu beitragen, daß der Mensch seine Balance wiederfindet.

Bei der Bezeichnung von Beschwerden nach Yin und Yang gehen wir davon aus, daß die Ursache der Erscheinung Yin oder Yang gewesen ist. Ein Beispiel: Verstopfung kann Yang sein, wenn viel tierische Produkte (Yang) gegessen wurden. Meistens ist jedoch chronische Verstopfung Yin, da sie auf Yin-Faktoren zurückzuführen ist, wenn nämlich über lange Zeit zu wenig Faserstoffe gegessen wurden.

Krankheiten können somit auf übermäßige Ausdehnung oder Zusammenziehung, aber auch auf eine übersteigerte Kombination dieser beiden Tendenzen zurückgehen. Krebs zum Beispiel mit seinem schnellen Anwachsen der Zellenzahl ist ein eher expansives Phänomen (Yin), geht aber auf vielfältige Ursachen zurück. Man hat festgestellt, daß die verschiedenen Krebsarten ebenfalls aufgrund ihrer Ursache Yin oder Yang sind.

Zur Veranschaulichung und ersten Orientierung folgt eine kleine Aufstellung von Yin- und Yang-Symptomen sowie eine Einteilung der Krebsarten.

Körperliche Symptome

Yin	Yang
zu sehr ausgedehnt	zu sehr zusammengezogen
kalte Hände und Füße	plötzliches Fieber
Niesen, Asthma, Heuschnupfen	Verhärtungen
häufiges Wasserlassen	Schwierigkeit, Wasser zu lassen
Krampfadern	Verengungen
Aufquellungen	trockene Haut
erhöhter Blutzucker	niedriger Blutzucker
männliche Potenzprobleme	übermäßig starker Geschlechtstrieb
Durchfall (selten Yang)	Probleme bei weiblichen Geschlechtsorganen
Allergien	

Geistige Symptome

passiv	aggressiv
schüchtern	herrschsüchtig
ängstlich	reizbar
schlechtes Gedächtnis	Leistungszwang
zurückgezogen	streitsüchtig
verträumt	ungeduldig
verwirrt	stur
hilflos	zwanghaft, getrieben
hysterisch	gewalttätig

Krebsarten (einige Beispiele)

eher Yin	eher Yang
Brust (v. a. links)	Dickdarm (absteigender)
Haut	Prostata
Leukämie (Blut)	Bauchspeicheldrüse
Hodgkin	Hoden
Gehirn (äußerer Teil)	Gehirn (innerer Teil)
Mund (außer Zunge)	Eierstöcke
	Mastdarm

Tabelle Nr. 2

Zusammenfassung

Die Basis der makrobiotischen Lebensweise beruht auf der Erkenntnis, daß alles einem steten Wandel unterworfen ist, dem eine Gesetzmäßigkeit innewohnt. Das bedeutet: Wandel ist notwendig und nur deshalb möglich, weil es für alles, was existiert, eine Ergänzung bzw. ein Gegenstück gibt, zum Beispiel Tag und Nacht, fröhlich und traurig usw. In den westlichen Kulturen werden Gegensätze eher als unvereinbar betrachtet, in östlichen Kulturen hingegen eher als zwei Seiten einer Medaille. Nach der chinesischen Lehre wird jede Art von Wandel und Veränderung durch zwei sich ergänzende Kräfte – Yin, die ausdehnende, und Yang, die zusammenziehende – bewirkt. Dieses Prinzip können wir nutzen und auch steuern – mit dem Ziel des Ausgleichs und der inneren Harmonie. Die jeweils Yin und Yang zugeschriebenen Eigenschaften lassen sich u. a. auch auf die einzelnen Nahrungsmittel übertragen. In der makrobiotischen Lehre geht man davon aus, daß jeder einzelne u. a. durch die bewußte Auswahl von Nahrungsmitteln sein Yin-Yang-Gleichgewicht beeinflussen kann.

II. Die makrobiotische Ernährung

Das Ziel

Unsere Nahrung und Getränke sowie die Art der Aufnahme bilden eine wichtige Grundlage für unsere körperliche, geistige und seelische Entwicklung. Diese Grundlage bestimmen wir täglich selbst aufs neue.

In der Makrobiotik achtet man über die notwendigen Aufbaustoffe hinaus auf die energetische Wirkung der verschiedenen Nahrungsmittel auf den Menschen, d. h., man teilt sie ein in mehr oder weniger zusammenziehend (Yang) oder ausdehnend (Yin). Zum Beispiel ist Zucker ziemlich stark ausdehnend, Alkohol und Drogen sind es ebenfalls, Salz dagegen ist stark zusammenziehend.

Indem wir Yin und Yang verstehen und bei unserer Ernährung anwenden, ändern wir unsere körperliche und geistige Situation. Werden wir auf diese Weise fähig, frei über unsere tägliche Nahrung zu entscheiden, wirkt sich diese Erfahrung von Freiheit auch auf andere Lebensbereiche aus.

Der Blick auf die *ganzheitliche* Wirkung der Nahrung ermöglicht ein besseres Verständnis der Bedeutung, die Ernährung in unserem Leben hat, als es bloße Analyse von Nährwerten (Kohlehydraten, Fetten usw.) vermag.

Mit der Makrobiotik lernen wir zunächst, welche Nahrungsmittel extrem Yin oder Yang sind. Das versetzt uns in die Lage, Extreme zu vermeiden und Mahlzeiten zusammenzustellen, die uns helfen, auf dem Weg der Mitte zu bleiben. Mit dem ausgewogenen Essen stellen wir fest, daß wir sowohl körperlich als auch geistig mehr ins Gleichgewicht kommen, und wir haben mit unserer Nahrung ein Instrumentarium in der Hand, uns wieder ins Lot zu bringen, wenn wir mal danebengeraten sind.

Die Vermeidung von Extremen in der Ernährung wirkt sich auf alle Lebensbereiche aus

Warum nun sind Extreme eigentlich so schädlich, wenn wir doch, wie wir hören, das eine mit dem anderen ausgleichen können? Tatsache ist, daß die allgemein übliche Nahrung auf die Dauer im Organismus zu großem Ungleichgewicht führt, das eben dann nicht mehr ausgeglichen werden kann.

Vom Nährwert der heutigen Nahrung soll später noch die Rede sein, hier geht es zunächst um die zusammenziehenden und ausdehnenden Energietendenzen in den Nahrungsmitteln. Zuviel Zucker zum Beispiel oder die Einnahme von Drogen bewirkt eine immer stärkere Ausdehnung, zum Beispiel der Gehirnzellen. Man fühlt sich high, abgehoben im Kopf und überdreht. Um davon wieder herunterzukommen, bedarf es schon einer sehr starken Yang-Kraft. Im Falle des hohen Zuckerkonsums verlangt der Organismus dann nach etwas »Festem«, Kräftigem, vielleicht nach Fleisch (sehr Yang), und zu einer deftigen Fleischmahlzeit paßt gut ein Glas Wein oder Bier (sehr Yin).

Man kann sich vielleicht vorstellen, daß bei häufigem Wechsel von einem Extrem zum anderen der Organismus beträchtlich strapaziert wird, zumal die Reize, um noch zu wirken, immer ein wenig mehr angehoben werden müssen.

Je nachdem, welche Nahrungsmittel bevorzugt werden, wird dann allerdings nicht mehr der nötige Ausgleich erreicht. Durch viel Fleisch, Hartkäse und Eier (alles Yang) entsteht durch die Zusammenziehung viel Spannung im Körper. Daß damit eine gewisse Härte im Geist und Schwere im Gemüt verbunden sein können, ist sicher vorstellbar. Nimmt man dagegen viel extreme Yin-Nahrungsmittel zu sich wie zuckerhaltige Speisen und Getränke, Molkereiprodukte, tropische Früchte usw., ist zu wenig Spannung im Körper.

Wer also regelmäßig extrem yang-betonte Nahrung zu sich nimmt, wie Fleisch, Käse, Eier, braucht zum Ausgleich ebenso starkes Yin. Er wird also Alkohol, Zucker, Kaffee, Tee oder starke Gewürze (alles Yin) verlangen. Über lange Zeit führt diese Art von Ernährung zu Gesundheitsstörungen, weil der Organismus kaum mehr in ein Gleichgewicht kommt.

Das kann, wie gesagt, mit dem Kompaß Yin und Yang oder ausdehnend/zusammenziehend nicht so leicht passieren. Er ermöglicht eine bewußte Nahrungsauswahl und das Vermeiden von Extremen. Nun muß man sich das nicht so vorstellen, daß bei jeder Essenszubereitung lange Überlegungen stattfinden, um eine ausgewogene Mahlzeit herzustellen. Schon nach kurzer Zeit ist auch dem »Einsteiger« die Yin- oder Yang-Eigenschaft der Nahrungsmittel vertraut.

Extreme Nahrung führt zum Tauziehen zwischen zu hoher und zu niedriger Spannung im Körper

Von größerer Bedeutung ist aber die Tatsache, daß sich mit der Umstellung auf makrobiotische Ernährung immer deutlicher das Gespür entwickelt, ob mehr Yang oder Yin benötigt wird. Der Körper reagiert viel unmittelbarer auf die Nahrung, und Anpassungen können viel eher vorgenommen werden.

Eigentlich kann man sagen, daß ein Makrobiot alles es-

Einteilung der Nahrungsmittel

extrem Yang	Yang	relativ ausgewogen		Yin	extrem Yin
		eher Yang:	eher Yin:		
Wild	Fisch	Getreide	einheimisches Obst	Pflanzenöle	chemisch behandelte Nahrung
Fleisch	Tamari	Hülsenfrüchte	Nüsse	Getreidemalz	Zucker
Geflügel	Shoyu		Kerne	Senf	Honig
Eier	Miso		Samen	Ingwer	Hefe
Hartkäse (salzig)			Gemüse	Kräuter	tropische Früchte
Meersalz			Meeresalgen		scharfe Gewürze
Kochsalz					normaler Essig
					Kartoffeln
					Molkereiprodukte wie Joghurt, Quark, Weichkäse, Kefir
					Tomaten
					Spargel
					rote Bete
	Mu-Tee	Getreidekaffee	Brunnenwasser	Kräutertee	Bohnenkaffee
	Löwenzahn-kaffee	Malzkaffee	Quellwasser	Saft von einheimischen Früchten	schwarzer Tee
			Banchatee	Bio-Bier	Alkohol wie Branntwein, Wein, Bier
				Bio-Reiswein	

Tabelle Nr. 3

sen kann – er muß nur wissen, was er ißt. Das heißt, er wird es spüren, wenn es ihm nicht guttut, und je stärker er sich auf seinen Kompaß verläßt, desto eher wird ihm der Körper signalisieren, wenn etwas nicht gepaßt hat und er aus der Balance geraten ist.

Die nebenstehende Aufstellung zeigt die Einteilung von Nahrungsmitteln allgemein in extrem Yang, Yang, relativ ausgewogen, Yin und extrem Yin.

Einteilung der Nahrungsmittel

Extreme Nahrung ruft also extreme Befindlichkeiten hervor. Schauen Sie sich bitte in der Tabelle 2 die Zuordnung der Symptome an, und vergleichen Sie die als extrem bezeichneten Nahrungsmittel in der Tabelle 3.

Wenn Sie sich eher schwach und müde fühlen und zu laufendem Schnupfen neigen und es Ihnen schwerfällt, sich aufzuraffen, ist zu vermuten, daß der Verzehr von stark ausdehnenden Produkten im Vordergrund stand, während für plötzliche, scharfe Schmerzen, Muskelverspannungen, Reizbarkeit oder Zähneknirschen nachts der Konsum von zusammenziehenden Nahrungsmitteln mitverantwortlich sein könnte.

Machen Sie einen Versuch: Essen Sie in den nächsten Tagen weniger Extreme, und bereiten Sie Ihre Mahlzeiten eher auf der Basis von Getreide und Gemüse. Beobachten Sie während dieser Zeit Ihre Symptome.

Makrobiotik ist keine Diät

In der ersten Zeit nach der Umstellung der Ernährung passiert es leicht, daß man ängstlich wird und fürchtet, »Fehler« zu machen. Daraus kann dann eine strenge

Haltung resultieren, mit der man sich das Ausprobieren und das Spielerische verbietet, das unbedingt zu dieser neu erworbenen Art zu leben gehört. Auch von Außenstehenden hört man schon mal Sätze wie: »Ach, das darfst du sicher nicht essen ...«

Es ist wichtig, sich klar zu machen, daß es keine Verbote und keine Erlaubnis, von wem auch immer, in der makrobiotischen Ernährung gibt; sie ist eben keine Diät.

Makrobiotik vermittelt die Botschaft von Freiheit, also Abkehr von Gewohnheit = was man immer gegessen hat, Zwang = das essen alle, Abhängigkeit = Pendeln zwischen Extremen.

Bei schwerer Erkrankung, der jemand mit der Makrobiotik begegnen möchte, versteht es sich von selbst, daß er oder sie vor allem in der ersten Zeit sich in der Auswahl der Lebensmittel ganz auf die Ursache und die Merkmale der Erkrankung einstellt und die breite Palette der makrobiotischen Speisen entsprechend einengt.

Es empfiehlt sich, in diesem Fall einen makrobiotischen Ernährungsberater aufzusuchen.

Die makrobiotische Kost

Aus der Kenntnis der ausdehnenden und zusammenziehenden Eigenschaften aller Nahrungsmittel ergibt sich folgende Zusammenstellung empfehlenswerter und nicht empfehlenswerter Nahrung:

Nahrungsmittel	empfehlenswert	nicht empfehlenswert
Getreide	Vollgetreide als Ganzkorn, Grütze, Teigwaren, Brot	raffinierte und polierte Getreide, Auszugsmehl
Gemüse	fast alle frischen Wurzel-, Kopf- und Blattgemüse	Kartoffeln, Tomaten, Auberginen, Spinat
Eiweiß	Hülsenfrüchte, Sojaprodukte wie Tofu und Tempeh, Seitan als Weizenprodukt, Fisch	Fleisch, Geflügel, Molkereiprodukte, Eier
Meeresgemüse (Algen)	verschiedene Sorten in kleinen Mengen in Suppen und anderen Gerichten	Jodsalz
Suppen	Gemüsesuppen mit Miso (Sojapaste) oder Sojasauce (Shoyu, Tamari), Suppen mit Hülsenfrüchten oder Nudeln	Fertigsuppen
Süßes	Getreidemalz (Reismalz, Gerstenmalz), Amasake (fermentierter Reispudding)	Zucker, Zuckergesüßtes, Eis, Honig, Schokolade, Zuckerersatzstoffe (wie Fruktose, Sacharin o. ä.)
Obst	einheimisches Obst, Obstsäfte in kleinen Mengen	tropisches Obst (wie Orangen, Bananen, Mangos, Feigen etc.)
Gewürze	Sesamsalz (Gomasio), Tekka, Salzpflaume, Shoyu, Tamari	scharfe Gewürze wie Pfeffer, Curry, Kochsalz
Getränke	Banchatee, Getreidekaffee, Löwenzahnkaffee, Gemüsesäfte, Quellwasser, levitiertes Wasser	Bohnenkaffee, schwarzer Tee, Coca Cola, andere gesüßte Getränke, kohlensäurehaltige Getränke, Alkohol

Tabelle Nr. 4

Yin- und Yang-Tendenzen empfehlenswerter Lebensmittel

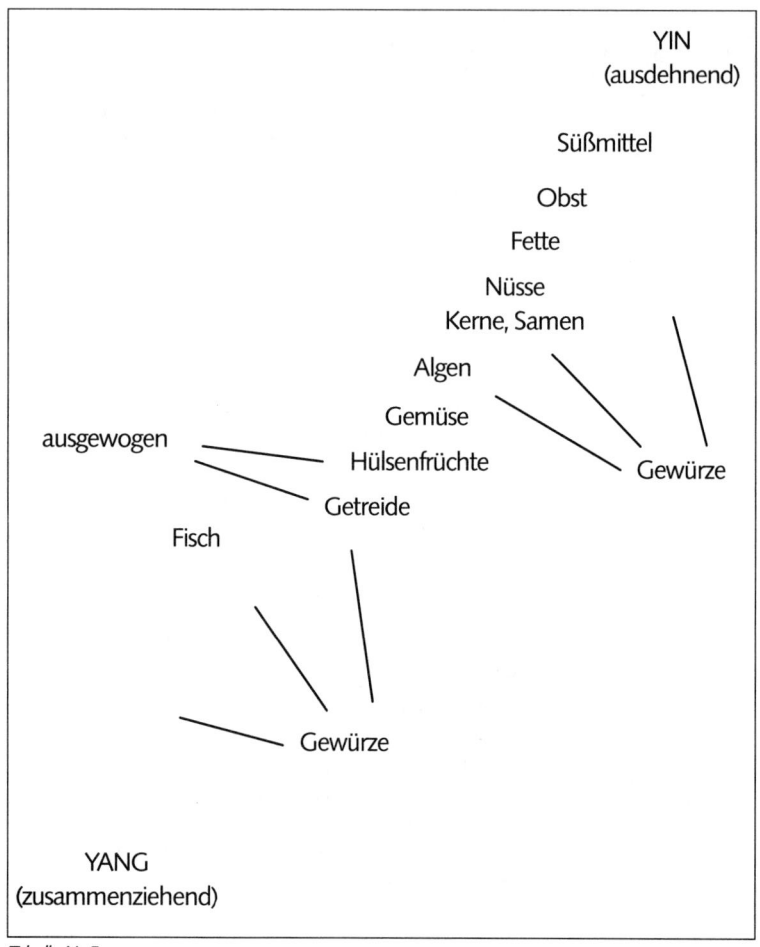

Tabelle Nr. 5

Empfehlenswerte Nahrungsmittel

Von Yang nach Yin entsprechend Tabelle 5.

FISCH	GEWÜRZE
Seelachs	Salz (Meersalz)
Schellfisch	Miso
Hering	Shoyu (Sojasauce)
Makrele	Tamari (Sojasauce)
Sardinen	Salzpflaume (Ume-
	boshi)
Forelle	Sesamsalz (Gomasio)
Heilbutt	Salzpflaumessig (Ume-su)
	Kuzu, heilsames Dickungsmittel
GETREIDE	HÜLSENFRÜCHTE
Gerste	Azukibohnen
Hirse	Linsen
Hafer	Kichererbsen
Vollreis, süßer Reis	verschiedene Bohnen
Mais	schwarze Sojabohnen
Weizen (in Form	Splittererbsen
von Couscous	
und Bulghur)	
Dinkel	
Roggen	
Buchweizen	

GEMÜSE

Wurzelgemüse	Kopfgemüse	blättriges Gemüse
Möhren	Blumenkohl	Brunnenkresse
Rettich	Brokkoli	Chinakohl
Rüben aller Art	Gurke	Frühlingszwiebeln
Zwiebeln	Kohlrabi	grüne Bohnen
Lotuswurzeln	Kürbis, harter	grüne Erbsen
Petersilienwurzel	Rosenkohl	Grünkohl
Radieschen	Weißkohl	Lauch
Sellerieknolle	Spitzkohl	Löwenzahn
	Wirsing	Petersilie
		Salate
		Schnittlauch
		Sprossen
		Stangensellerie

MEERESGEMÜSE (Algen)	KERNE/SAMEN	NÜSSE
Arame	Sesam	Mandeln
Izike	Sonnenblumen	Walnüsse
Nori	Kürbis	Haselnüsse
Wakame	Sesammus (Tahin)	Nußmus
Kombu		
Dulse		
Agar-Agar		

FETTE

Sesamöl
Maiskeimöl
Olivenöl

OBST	TROCKENFRÜCHTE
Beeren aller Art	Rosinen
Äpfel	Äpfel, Birnen etc.
Aprikosen	Aprikosen
Birnen	
Kirschen	
Pfirsiche	
Pflaumen	
Trauben	
Melonen	
Wassermelonen	

SÜSSES	GEWÜRZE
Reismalz	Reisessig (Genmai-Su)
Gerstenmalz	Mirin
Obstdicksaft	Meerrettich
(in kl. Mengen)	
Obstsaft	Senf
Maronen (Eßkastanien)	Ingwer
	Shisoblätter

Yin- und Yang-Eigenschaften der Lebensmittel

YIN
weicher, lockerer, wasser-
haltiger, schneller wach-
send, nach oben wach-
send,
mehr Kalium als Natrium
enthaltend,
Geschmack: sauer, scharf,
(süß = ausgewogen)

kleiner, härter, trockener,
dichter, schwerer, langsam
wachsend, nach unten
wachsend, mehr Natrium
als Kalium enthaltend,
Geschmack: salzig, bitter

YANG

Tabelle Nr. 6

Zusammenfassung

Yin und Yang auf die Nahrung angewandt, zeigt uns, daß viele der heute üblichen Speisen extrem ausdehnend oder zusammenziehend wirken und bei regelmäßigem Verzehr dem Organismus keinen Ausgleich mehr bieten können.

Mit den empfohlenen Lebensmitteln der makrobiotischen Ernährung kann ein gesunder Ausgleich erlangt werden. Dabei findet jeder Mensch individuell die für ihn richtigen Anteile und Mengen heraus und geht flexibel damit um, ohne die Erkenntnisse zu dogmatischen Regeln werden zu lassen.

Das Wissen, die Erkenntnis und die Intuition

Die Sehnsucht des Menschen nach Ausgleich und Harmonie läßt sich an vielen Lebenssituationen ablesen. Unter anderem wird sie auch beim Essen deutlich.

Ganz unbewußt haben schon unsere Großeltern mit ihrer Hausmannskost für Ausgleich gesorgt, indem sie intuitiv Nahrungsmittel kombiniert haben. Die wohltuende Wirkung von Meerrettich oder Senf zum Fisch oder der Geschmack von Essig an einer deftigen Linsensuppe sind uns vertraut. Unsere Erfahrung sagt uns, das paßt gut zueinander, es ist gut verträglich.

Erst wenn wir uns bewußt machen, warum wir Rosinen am Sauerbraten immer so pikant fanden, weniger aber zu Bratkartoffeln, oder warum im Sommer ein dicker Eintopf zu schwer ist und im Winter die kühle Gurkensuppe nicht paßt, wird uns klar, daß es nicht allein am Geschmack liegen kann. Wir kochen eben auch jahreszeitlich bedingt, und bestimmte Zutaten »gehören« einfach zu bestimmten Gerichten.

Der Leser ahnt es schon: Es wurde schon immer mit Yin und Yang intuitiv umgegangen. Der Senf und der Essig sind eine Yin-Beigabe zu Fisch (Yang) oder der Linsensuppe (mehr Yang) usw.

Im Zeitalter der schnellen Gerichte und der Verfügbarkeit aller Nahrungsmittel zu jeder Jahreszeit sind diese Feinheiten zurückgedrängt worden, und unsere Intuition hat gelitten. Wie könnte es sonst sein, daß viele Menschen auch bei kühlem Wetter große Eisportionen vertilgen und der Konsum von tropischen Früchten im Winter besonders ansteigt, weil angeblich der hohe Vitamin-C-Bedarf in der kalten Jahreszeit damit gedeckt wird. Dieser Maßgabe wird mehr Gewicht beigemessen als dem eigenen Gefühl von innerem Frösteln, das viele Menschen empfinden, wenn sie viel Apfelsinen im Winter essen.

Ich behaupte: Intuitiv wissen wir alle, was gut für uns ist. Weil wir isolierter von der Natur leben, als es unsere Vorfahren taten, haben wir zugelassen, daß diese Intuition verschüttet wurde, zugeschüttet sozusagen mit präparierten, konservierten, vorgefertigten, denaturierten Stoffen, aus denen heute die übliche Kost gefertigt wird. Die Intuition können wir wieder zum Leben erwecken. Sie schlummert unter einer dünnen Decke.

Das Vertrauen in die eigene Intuition ist ein wichtiger Schritt zur Gesundung

Wer den Einstieg in die makrobiotische Ernährung findet, stellt meistens fest, daß mit dem Wissen um das ordnende Prinzip der Natur das Bewußtsein vom Geschehen im eigenen Körper wächst und daß Erkenntnisse sich einstellen.

Nach einer Weile wird das bewußte Wechselspiel vom Einsetzen des Wissens und der Erkenntnisse, die uns der Organismus liefert, ganz leicht. Man wundert sich, daß das Bedürfnis, dem man nachgibt, sehr fein anzeigt, welches Mittel (Nahrungsmittel) Ausgleich schafft. Dieses Wundern ist das Zeichen für die Wiedergeburt der Intuition.

Verantwortung und Entscheidungsfreiheit

Mit der heute üblichen Ernährungsweise haben wir – nicht zuletzt wegen der starken Arbeitsteilung in unserer Gesellschaft – die Verantwortung für unser Essen weitgehend aus der Hand gegeben. Konserven, Gefrorenes, haltbar Gemachtes durch Einschweißen, Fertigerichte oder Halbfertiggerichte machen einen großen

Teil der Mahlzeiten aus, die der moderne Mensch zu sich nimmt.

Es wird sehr oft auswärts gegessen, und auch da endet unser Einfluß bei der Wahl des Restaurants. Das wäre nicht ganz so schlimm, wenn wir uns darauf verlassen könnten, daß das alles schonend, weitgehend naturbelassen und ohne unnötige Zusätze hergestellt würde, soweit konservierte Lebensmittel noch naturbelassen sein können.

Wir haben aber die Situation, daß fast alle Lebensmittel, die vorbereitet, zubereitet, verändert, haltbar gemacht wurden, auch mit vielen unnötigen Zusätzen versehen sind wie Zucker, Geschmacksverstärker, Farbstoffe u. v. a. m., die zusammen mit den Umweltgiften den Organismus des Menschen vergiften und belasten.

Mit der makrobiotischen Ernährung holen wir uns die Verantwortung und Entscheidungsfreiheit wieder zurück. Konkret heißt das: Es wird frisch gekocht, vieles wird selbst hergestellt, und es werden möglichst viele Produkte aus kontrolliert biologischem Anbau verwendet. Und es wird das Prinzip der Ausgewogenheit beachtet.

Das klingt nach Arbeit. Vorher war von Arbeitsteilung die Rede, und es sieht ganz so aus, als holten wir nicht nur die Verantwortung zurück. Es ist nicht zu leugnen: Makrobiotische Ernährung verursacht mehr Arbeit als konventionell zubereitetes Essen. Das ergibt sich allein schon aus der Tatsache, daß nichts Vorgefertigtes verwendet wird, außer einigen Gewürzen, und auch diese kann man teilweise selbst herstellen. Wer sich die Zeit dafür nehmen kann und Spaß daran hat, kann in der Herstellung abwechslungsreicher Mahlzeiten und haltbar gemachter Beilagen durch Einpökeln, Einlegen usw. geradezu schwelgen.

Der Anfänger, dessen Tagesablauf die Zeit in der Küche einschränkt – und das wird den meisten so gehen –, sollte sich von zu erwartender Mehrarbeit und dem vielleicht ungewohnten Kochstil nicht abschrecken lassen. Viel wichtiger, als sogleich allen Rezeptanforderungen und Vorschlägen zu folgen, ist es, in Ruhe das neue Essen oder Teile davon kennenzulernen und auf sich wirken zu lassen.

Dazu ist es ebenso wichtig, zu Hause allein etwas auszuprobieren, als auch mit anderen Menschen, die schon mehr Erfahrung haben, zusammen zu kochen und sich inspirieren oder verwöhnen zu lassen. Einen oder mehrere Kochkurse sollten sich alle Anfänger der makrobiotischen Küche gönnen. **Für Anfänger sind Kochkurse empfehlenswert** Das hat gar nichts damit zu tun, wie gut einer oder eine in der herkömmlichen Küche schon bewandert ist. Für mich, die ich immer gern und gut gekocht hatte, war es ein ganz notwendiger Neuanfang, der mir nur durch das Studium von Literatur nicht hätte vermittelt werden können.

Das makrobiotische Kochen hat etwas von Reinheit und Konsequenz, mit der keine noch so ausgeklügelte Haute Cuisine konkurrieren kann.

In Kapitel IV gehe ich auf den Zeitaufwand näher ein und gebe Hinweise, wie man sich auch als berufstätiger Mensch makrobiotisch ernähren kann, ohne in Küchenstreß zu geraten.

Die Energie der Nahrungsmittel

Was wir essen, nährt uns, indem die Inhaltsstoffe der Nahrung im Körper zunächst zerkleinert, dann durch körpereigene Substanzen (zum Beispiel Enzyme) zerlegt und wieder so zusammengebaut werden, wie unser Organismus sie braucht. Verbrauchte Stoffe, die als Hilfsmittel dienten, werden ausgeschieden. An dieser Arbeit sind alle Organe beteiligt, die ihrerseits auch ernährt und gepflegt werden wollen. Auf diese Weise versorgen sich die Organe auch gegenseitig. Ist zum Beispiel der Magen gestört und liefert dem Darm die Nahrungsstoffe »falsch« an, ist dieser bald überfordert; er kann dann vielleicht die notwendigen Stoffe (zum Beispiel Mineralien) nicht ordentlich dem Blut zuführen. Die dadurch entstehende, schlechte Blutqualität macht dann allen wichtigen Stellen des Körpers zu schaffen, und so setzt ein Kreislauf der Defizite ein. Der Körper hält von vielen wichtigen Stoffen eine Reserve auf Lager, und diese wird in solchen Fällen verbraucht. Erschöpfung, Müdigkeit und Krankheit sind die Folge.

Wenn wir von Energie in Nahrung und Organismus sprechen, geht die Vorstellung zunächst in Richtung des Begriffes »Kraft«. Ich habe heute wenig Energie heißt im Volksmund, bin schlapp, nicht kräftig, kann nicht zupacken. »Iß mal ordentlich«, heißt es dann vielleicht, und man denkt an Kalorien, die der Mensch sich zuführen sollte. Nicht jede kalorienreiche Nahrung macht aber auch auf Dauer energiegeladen, sondern oft erstmal müde.

Alle Nahrungsmittel besitzen eine individuelle nichtmaterielle Energie

Es soll hier von der Energie in anderem Sinne die Rede sein, nämlich der jeder Materie eigenen Energie. In der Makrobiotik gehen wir davon aus, daß jedes Lebensmittel eine individuelle Energie besitzt und diese sich uns durch die Nahrungsaufnahme mitteilt .

Wir sind es gewohnt, an Materie zu denken, wenn wir das fein abgestimmte Zusammenwirken aller Stoffe und Kräfte meinen, die unseren Körper so organisieren, daß er reibungslos »funktioniert«. Wenn das nicht mehr der Fall ist, hält unsere schulmedizinische Behandlungsweise auch wiederum Materie bereit, um zu bekämpfen, auszumerzen, zu beschießen oder wegzunehmen.

Die fernöstliche Denkweise früherer Zeiten orientierte sich ganz am Energiefluß, der durch den Körper geht und das Leben aufrechterhält. Dieser Fluß von Schwingungen, so sah man es, geht entlang bestimmter Bahnen, die die Organe miteinander verbinden. Diese Bahnen werden Meridiane genannt. Kommt der Fluß der Schwingungen ins Stocken, gibt es einen Stau, eine sogenannte Fülle, und dort, wo der Fluß nicht hinkommen kann, eine sogenannte Leere. Das macht in der traditionellen chinesischen Denkweise die Krankheit aus. Diese Denkweise liegt auch der heute noch angewandten Akupunktur zugrunde.

Vergegenwärtigt man sich dieses Bild, ist es sicher auch leichter vorstellbar, daß die ausdehnenden und zusammenziehenden Kräfte der Nahrung, die wir zu uns nehmen, uns beeinflussen.

Dennoch mag man sich fragen, wie das passiert. Wie teilt sich die Energie einer Möhre uns mit?

Zunächst ist auf das Wunder hinzuweisen, das darin besteht, daß eine Möhre, obwohl in ihrer Zusammensetzung der Stoffe (der Materie also) zum Beispiel dem Weißkohl sehr ähnlich, eine ganz andere Form und Konsistenz aufweist.

Die Wissenschaft spricht von den Genen, die die Gestalt bewirken. Andere Erkenntnisse führen dieses Wunder auf die Anordnung der Moleküle zurück.

Mittlerweile beschäftigen wir uns im Westen auch viel mit der Eigenart von Materie, die, jede für sich, bestimmte Schwingungen hat. Und ganz spezifische Schwingungen machen die Eigenart zum Beispiel der Möhre aus. Diese Schwingungen teilen sich uns mit und gehen ein in die Schwingungen unseres Körpers. Da die Möhre verstoffwechselt wird, muß ich am nächsten Tag wieder eine essen, möchte ich ihre Schwingungen wieder meinem Körper zuführen. Esse ich nur Möhren, sehe ich eines Tages wie eine solche aus.

Die Idee von den 5 Wandlungsphasen

Von der Ernährung und Pflege der inneren Organe und ihrer gegenseitigen Unterstützung war vorhin die Rede. Der westlichen Medizin und ihrer Denkweise fällt es schwer, zu sehen, daß alles voneinander abhängig ist und ein kranker Magen nicht ein krankes Element für sich darstellt.

In der Denkweise des Fernen Ostens fällt es leichter, alles im Zusammenhang zu sehen und so auch entsprechende Heilweisen zu entwickeln. Für die Chinesen zum Beispiel war es klar, daß der Mensch als ein Teil der Natur von ihr abhängig ist und alle Einflüsse von außen und von innen weitreichende Auswirkungen haben.

So entdeckten sie zum Beispiel auch, daß unsere inneren Organe jedes für sich in sehr spezieller Art und Weise auf die jahreszeitlichen Veränderungen reagieren. Man hatte damals bereits eine Theorie entwickelt, die es ermöglichte, die Übergänge von Yin und Yang und umgekehrt besser wahrzunehmen und zu verstehen. Die Theorie wird die Lehre von den 5 Elementen oder auch Wandlungen genannt. Sie beschreibt die verschiedenen Stadien, die die beiden Energien durch-

laufen, und läßt sich natürlich, wie Yin und Yang auch, auf alle Erscheinungsformen des Lebens anwenden.
Es würde zu weit führen, die Lehre von den 5 Wandlungen hier ausführlich zu erläutern. Dafür gibt es ausreichend weiterführende Literatur, zum Beispiel Noboru Muramoto: »Heile Dich selbst«.
Nur insoweit, als es auf unseren Körper, die Ernährung und die Wirkung der Ernährung anwendbar ist, möchte ich zumindest darauf hinweisen. Am einfachsten läßt sich dieses Modell am Ablauf eines Jahres erklären. Die 5 Wandlungsphasen durchlaufen die Jahreszeiten wie folgt:

Frühling	=	bringt aufwärtsstrebende Energie hervor = alles sprießt (symbolisiert durch den Baum = *Holz*)
Sommer	=	bringt aufwärtsstrebende und sich ausbreitende Energie hervor = die Pflanzen wachsen und reifen (symbolisiert durch *Feuer*)
Spätsommer	=	bringt abwärtsgehende Energie hervor = Früchte fallen (symbolisiert durch die *Erde*)
Herbst	=	bringt verdichtende Energie hervor = Samen bilden sich (symbolisiert durch das *Metall*)
Winter	=	bringt ruhige, horizontale Energie hervor = Schnee deckt alles zu, nur die Bäche fließen leise (symbolisiert durch das *Wasser*)

Unsere inneren Organe, durch die Energiebahnen (Meridiane) untereinander verbunden, sind in jeweils einer Jahreszeit besonders unterstützungsbedürftig. Zum Beispiel regeneriert die Leber durch eine Frühjahrskur mit viel grünem Gemüse. Die Leber wird, zusammen mit der Gallenblase, dem Frühling (Holz) zugeordnet. Nach der langen Winterzeit braucht sie, die den Körper entgiftet, selbst Entschlackungshilfe. Die Nieren, die durch Kälte oft angegriffen werden, müssen im Winter gestützt werden, zum Beispiel mit Adukibohnen, die eine ausgewogene Energie haben.

So sieht die Zuordnung der Organe zu den Jahreszeiten aus:

		wird unterstützt durch
Frühling	= Leber/Gallenblase	grünes Blattgemüse, Gerste
Sommer	= Herz/Dünndarm	Salate, bitteren Geschmack, Mais
Spätsommer	= Milz, Bauchspeicheldrüse/Magen	runde Gemüse, Hirse
Herbst	= Lunge/Dickdarm	kräftiges Blattgemüse, scharfen Geschmack, Reis
Winter	= Niere/Blase	harte Wurzeln, Gemüse

In der 5 Elemente-Lehre wird dieser Kreislauf folgerichtig in einem Kreis dargestellt, und es ist spannend, zu lernen, wie eine Wandlungsphase die nächste nährt und stützt oder eine andere, gegenüberliegende unterdrücken kann.

Generell zeigt dieser Kreislauf, wie die Natur uns lebenslang und zur richtigen Zeit immer wieder mit neuer Energie versorgt, indem sie dann die stärkenden Lebensmittel/Pflanzen hervorbringt, wenn die einzelnen Organe sie besonders benötigen.

Selbstverständlich kann man die Organe auch das ganze Jahr über in spezifischer Weise so stärken, wenn besondere Schwächen auszugleichen sind, indem man haltbare und möglichst ähnliche Pflanzen benutzt, wenn jahreszeitlich bedingt die eine oder andere nicht zu haben ist.

Stellenwert der Ernährung im makro- biotischen Leben

Wer sich mit der makrobiotischen Sichtweise beschäf- tigt, lebt bewußter und wird sensibler für die Verant- wortung, die jeder einzelne für sein Leben trägt. Das gilt auch für die Ernährung. Dies ist ein wichtiges Merkmal für makrobiotisches Leben, für **Die Makrobiotik ist** manche Menschen zeitweise das Haupt- **eine ganzheitliche** anliegen in der makrobiotischen Lebens- **Lebensform** weise überhaupt. Das ist absolut verständlich in dem Falle, wo die Umstellung hilft, eine schwere Krankheit zum Stillstand zu bringen, und es ist ganz allgemein verständlich bei einer Umstellung von moderner Schnellküchenernährung auf die naturbelassene ma- krobiotische Kochweise.

Die Gründe, in die makrobiotische Ernährung einzu- steigen, können unterschiedlich sein. Manche Men- schen haben sich vorher lange mit den geistigen Inhal- ten auseinandergesetzt und finden sich ganz logisch darein, die Ernährung dem bewußten Leben und Erle- ben anzupassen. Andere wiederum haben längere Zeit schon Vollwertkost gegessen und merken nun, daß die makrobiotische Küche ihnen eine größere Perspektive öffnet. Über diese Perspektive findet mancher dann zu dem geistigen Konzept. Wieder andere entscheiden sich wegen einer Krankheit von heute auf morgen für eine konsequente Umstellung in der Ernährung.

Wer schon länger die positiven Auswirkungen des makrobiotischen Denkens und der Ernährung an sich spürt, räumt der Ernährung einen wichtigen Platz ein. Ohne bewußte Ernährung fehlt der makrobiotischen Lebensweise Wesentliches, und andererseits macht die Ernährung allein nicht die Makrobiotik aus.

Umwelteinflüsse

In der makrobiotischen Ernährung spielen die jahreszeitlichen Einflüsse eine große Rolle. Man geht davon aus, daß im Wandel der Jahreszeiten der Organismus nicht nur durch Wärme, Trockenheit, Kälte und Nässe beeinflußt wird, sondern daß jahreszeitlich bedingt unser Körper wie sich die Natur erneuert, aufblüht und in eine ruhigere Phase geht und es ratsam ist, diesen Wandlungsphasen mit entsprechender Ernährung Rechnung zu tragen. Das ist ja an sich nichts Neues. Oft hört man zum Beispiel von einer Frühjahrskur nach langen Wintermonaten.

Wie schon erwähnt, ist es jedoch seit langem üblich, durch Konservierung und zum Beispiel auch durch Flugzeugtransport den jahresbedingten Gaben der Natur sozusagen ein Schnippen zu schlagen und sich alle vorstellbaren Genüsse rund ums Jahr zu genehmigen. Man hat längst aufgehört, sich zu fragen, ob Spargel und Erdbeeren in den Winter passen.

Flexible Anpassung an Jahreszeit und Klima bestimmt u. a. den makrobiotischen Speiseplan

Was für die Jahreszeiten gilt, ist auch für das Klima zutreffend, in dem wir leben. Zuträglich und ausgewogen sind am ehesten die Nahrungsmittel, die in der jeweiligen Jahreszeit in unserer Nähe wachsen, lagerfähiges Gemüse und Getreide ausgenommen.

Das würde für unseren Breitengrad bedeuten, daß tropische Früchte und Gemüse nicht verzehrt werden sollten und bestimmte Früchte und Gemüse nur dann, wenn sie im Umkreis von 800 bis 1000 km geerntet werden, oder bei weiterer Entfernung in einem vergleichbaren Klima.

Diesen Überlegungen liegt der Gedanke zugrunde, daß das, was das Klima hervorbringt, am zuträglichsten ist für den Menschen, der in ebendiesem Klima lebt. Wechsel ich für längere Zeit meinen Standort, werde ich meine Ernährung auf das dort vorherrschende Klima und was es hervorbringt einstellen. Ich finde das sehr einleuchtend.

Den Tabellen Nr. 4 und 6 können Sie entnehmen, daß auch in der makrobiotischen Küche Nahrungsmittel, vor allem Gewürze verwendet werden, deren Bezeichnung man die japanische Herkunft entnimmt. Etliche davon werden tatsächlich auch aus Japan importiert. Für einige von ihnen steht die Aufnahme einer einheimischen Produktion bei uns noch an. Insgesamt sind es nicht viele, und sie sind auch nicht unverzichtbar.

So wie die Ernährung den Menschen in seinem Gleichgewicht beeinflußt, sind es auch Faktoren der Umwelt, wie Klima, Wetter, Arbeitsbedingungen u. a., die seine Flexibilität erfordern. Wir reagieren selbstverständlich auf kaltes Wetter, indem wir uns wärmer kleiden. In einem warmen Klima ernähren wir uns, wie gesagt, anders als im hohen Norden. Ein rauhes Klima bringt einen anderen Menschenschlag hervor als ein gemäßigtes.

Nun hat der Mensch jedoch Veränderungen geschaffen, indem er durch Mißbrauch der Natur Boden, Gewässer und Luft verschmutzt und sich selbst diesen schädlichen Einflüssen aussetzt. Durch Verschwendung von Rohstoffen und die Verarmung der Umwelt mindert er die Qualität seiner eigenen Lebensbedingungen. So müssen wir, wenn wir von Umwelteinflüssen sprechen, längst über den natürlichen Einfluß klimatischer Bedingungen hinaus, die Beeinträchtigungen der beschädigten Umwelt mit berücksichtigen.

Mancher mag denken, »was nützt es, wenn ich mich im Einklang mit der Natur verhalte und mich entsprechend ernähre, wenn mich doch die Gifte durch Wasser und Luft erreichen und hohe Ozonwerte mich ›high‹ machen?« Es ist eine Binsenweisheit, daß der Mensch, will er etwas verändern, bei sich selbst anfangen muß, *nur* bei sich selbst. Gerade weil die Einflüsse von außen so bestürzend massiv und schädlich geworden sind, ist es notwendig, da etwas zu ändern, wo es dem einzelnen möglich ist. Diese Änderungen bei uns selbst bewirken viel mehr, als wir zunächst glauben, denn sie setzen sich fort wie die Schwingungen einer angeschlagenden Saite.

Weil die makrobiotische Lebensweise keine diätetische Richtlinie ist, sondern uns ganzheitlich beansprucht, macht eine Veränderung nicht bei einem gesundenden Körper halt, nimmt der Mensch die Vorteile des veränderten Bewußtseins und Erlebens nicht lange nur für sich in Anspruch. Es ist nur allzu natürlich für ihn, die gewonnenen Erkenntnisse in der ihm am nächsten liegenden Art und Weise auch weiterzugeben. Das mag durch Weitergeben von Erfahrung und Wissen geschehen, durch die Anwendung sanfter Heilmethoden, durch umweltschonende Herstellung natürlicher Nahrungsmittel oder durch biologischen Anbau u. v. a. m.

Vorbeugung und Heilwirkung

Die makrobiotische Nahrung wirkt vorbeugend gegen schwere Erkrankungen und unterstützt bei Krankheit die Selbstheilungskräfte des Organismus.

Dabei spielt die Qualität des Blutes eine große Rolle, denn alle Organe, die Muskeln, das Gehirn und das zentrale Nervensystem werden durch das Blut genährt. Die Qualität des Blutes ist ausschließlich abhängig von der Art der Nahrung, die wir aufnehmen. Mindere Qualität entsteht durch Auszugsprodukte (Weißmehl, Zucker), gehärtete tierische Fette, Konservennahrung und chemische Zusätze.

Die Qualität des Blutes ist abhängig von der Ernährung

Die Qualität des Blutes wird verbessert durch eine Ernährung, die in der Hauptsache aus Vollgetreide, Gemüse, Hülsenfrüchten und Meeresgemüse besteht, in denen Mineralien, Vitamine, Spurenelemente u. a. enthalten sind.

Unter anderem findet bei dieser Art Ernährung ein gesunder Ausgleich zwischen Säuren und Basen im Körper statt. Alle Flüssigkeiten im Körper, so auch das Blut, müssen einen fein abgestimmten Gehalt von Säuren und Basen haben, der mit dem sogenannten pH-Wert ausgedrückt wird. Durch Abgabe und Aufnahme von Stoffen untereinander regeln die Säuren und Basen diesen ausgewogenen Zustand. Das können sie aber nur, wenn genügend Mineralien (Puffer genannt) vorhanden sind, die die Stoffe aufnehmen und dadurch Säuren so binden, daß sie aus dem Körper ausgeschieden werden können. Sind nicht ausreichend Mineralien vorhanden, also mit der Nahrung zugeführt worden, oder werden große Mengen von Säuren durch falsche Ernährung gebildet, holt der Körper sie aus den

Reservelagern, zum Beispiel aus der Knochensubstanz, denn den pH-Wert aufrechtzuerhalten, ist lebenswichtig.

Die meisten Nahrungsmittel der üblichen Kost sind stark säurebildend und beanspruchen dadurch viele Mineralien. Fleisch, Käse, Eier, Zucker gehören zum Beispiel dazu.

Säurebildende Nahrungsmittel verbrauchen viele Mineralien im Körper

Basenbildende Lebensmittel sind vor allem Gemüse, das meiste einheimische Obst und zum Beispiel auch makrobiotische Gewürzmittel, wie Miso, Tamari, Shoyu, Umeboshipflaumen, Tekka und Sesamsalz. Getreide dagegen, außer Hirse, ist säurebildend. Insgesamt gewährt die makrobiotische Kost einen guten Ausgleich von Säuren und Basen im Körper.

Eine ständige Übersäuerung des Blutes und anderer Körpersäfte schafft Voraussetzungen für vielerlei Erkrankungen. Zur Wirkung der einzelnen, heute üblichen Nahrungsmittel werde ich in Kapitel III noch einmal Stellung nehmen.

Bei schweren Erkrankungen wie zum Beispiel Krebs erweist sich die makrobiotische Ernährung als hilfreiches Mittel zur Unterstützung des Immunsystems und zur Stabilisierung der Lebenskraft, wodurch die Selbstheilungskräfte in Gang gesetzt werden können.

Es gibt die bekannten Berichte der Selbstheilungen durch die Makrobiotik. Es ist erschütternd und Hoffnung weckend, diese Berichte zu lesen.

Makrobiotische Kost schafft eine Säure-Basen-Balance im Körper

Wir müssen uns dabei vor Augen halten, daß der Ausgangspunkt und der Weg für jeden Menschen ein anderer ist, wenn er mit Krankheit konfrontiert wird. Deshalb ist es gut, so viele Informationen wie möglich bereitzuhalten, damit er seine eigene Entscheidung tref-

fen kann. Es gibt verschiedene Möglichkeiten, die tieferen Ursachen einer Erkrankung, wie Lebens- und Ernährungsweise, verstehen zu lernen. In dem Maße, wie
wir erkennen, daß Krankheit und Gesundheit keine
voneinander getrennten Erscheinungsbilder sind, sondern lediglich die unterschiedliche Ausprägung vom
Zustand von Körper, Geist und Seele, können wir akzeptieren, daß der Weg jedes einzelnen sehr individuelle Auswege und Lernerfahrungen erforderlich macht.
Wer sich aus Gründen schwerer Erkrankung makrobiotisch ernähren möchte, sollte sich eingehend beraten
lassen. Meistens ist es sinnvoll, ein bis zwei Monate
eine sehr einfache makrobiotische Kost zu essen und
eventuell bestimmte Speisen einzusetzen, die eine Aus-
leitung sanft fördern. Danach ist es angebracht, die
Kost auf eine etwas breitere Basis zu stellen, um die Lebensenergie zu unterstützen.

Zusammenfassung

Die traditionelle Küche, bei der die Nahrung oft intuitiv
nach Yin- und Yang-Prinzipien zubereitet wurde, ist
durch Fertiggerichte und ein Überangebot an Nahrungsmitteln vielfach verdrängt worden. Die makrobiotische Lehre geht davon aus, daß alle Nahrungsmittel
eine individuelle, nichtmaterielle Energie besitzen, die
sich auf den, der sie zu sich nimmt, überträgt. Darum ist
die verantwortungsbewußte Auswahl und Zusammensetzung der Nahrung entsprechend der Jahreszeit und
der Yin- oder Yang-Anteile für die geistige und körperliche Harmonie sehr wichtig. Grundlage hierfür ist die
Lehre von den 5 Elementen oder Wandlungen, die den
Menschen in den Kreislauf der Natur einbindet. Natur-
bedingten Umwelteinflüssen, wie die jahreszeitlichen

Veränderungen und das Klima, in dem wir leben, wird in der makrobiotischen Lebensweise durch flexibles Verhalten Rechnung getragen – ebenso den Umweltschäden, die die moderne Gesellschaft verursacht. Der Mensch, der bei sich selbst anfängt mit Veränderungen und im Einklang mit der Natur lebt, wird auch seine Umwelt verändern.

Die makrobiotische Ernährung wirkt vorbeugend gegen Krankheiten und unterstützt bei einer Erkrankung die Selbstheilungskräfte des Körpers. Sie stärkt das Immunsystem, indem sie einen ausgewogenen Säure-Basen-Gehalt im Blut schafft. Wer sich krankheitsbedingt für die makrobiotische Ernährung entscheidet, sollte sich unbedingt beraten lassen.

III. Nährwert und Qualität der Nahrungsmittel

Es war bisher viel von der Energie der Nahrung die Rede und daß das Wissen um die Yin- und Yang-Eigenschaften ein guter Leitfaden für die Zubereitung und Zusammensetzung der Nahrung sein kann. Dieser Leitfaden, sollte man meinen, müßte eigentlich genügen, um uns ungefährdet über alles Extreme und Unbekömmliche hinwegzuleiten. Dagegen sprechen aber Beschaffenheit und Qualität der Nahrungsmittel, die der Normalverbraucher heute vorfindet.

Wenn wir sagen, daß makrobiotisch leben heißt, im Einklang mit der Natur zu leben und sich zu ernähren, dann kann sich das nicht auf die energetische Balance beschränken, sondern muß auch die Beschaffenheit der Nahrung berücksichtigen, die eben weitestmöglich naturbelassen sein sollte.

Aus diesem Grund werde ich über die einzelnen Nahrungsmittel ausführlich sprechen und Hinweise geben, die eine Entscheidung für oder gegen einzelne Produkte erleichtert. Ganz allgemein ist zu empfehlen, so wenig wie möglich schadstoffbelastete Lebensmittel zu verwenden. Das heißt, daß darauf zu achten ist, daß sie aus kontrolliert biologischem Anbau stammen, und wenn das nicht möglich ist, Gemüse und Obst vom Landwirt

Möglichst biologisch angebaute Nahrungsmittel verwenden

zu kaufen, der nachweislich wenig oder keine chemischen Mittel zum Einsatz bringt.

Wer einen eigenen Garten hat, sollte die Möglichkeit zum Gemüseanbau unbedingt wahrnehmen. Eines der Argumente gegen die Produkte aus den Naturkostläden ist, daß auch dabei sogenannte schwarze Schafe die Qualität verderben könnten. Dagegen ist zu sagen, daß wir bei Produkten aus dem Supermarkt *wissen*, daß sie chemisch belastet sind, und ferner, daß bei einiger Erfahrung bei der Verarbeitung von zum Beispiel Gemüse deutlich zu bemerken ist, ob es sich um naturbelassene Ware handelt oder nicht. Machen Sie die Probe aufs Exempel: Kochen Sie zweimal Blumenkohl: jeweils aus kontrolliert biologischem und konventionellem Anbau. Am Geruch ist die Herkunft zu erkennen.

Der Kostenfaktor ist natürlich ein weiteres, oft schwerwiegendes Argument, jedoch sollte die Kosten-Nutzen-Rechnung nicht zu kurzsichtig angesetzt werden. Die Nahrung ist nun einmal einer der wenigen Bereiche, auf die wir direkt Einfluß nehmen können, wenn es um die Schadstoffbelastung geht, und vielleicht ist es ja auch bei knapp bemessener Haushaltskasse möglich, nicht *nur* aus herkömmlichem Anbau zu kaufen.

Im folgenden gebe ich Ihnen nun zu allen heute üblichen sowie zu den als empfehlenswert bezeichneten Nahrungs- und Lebensmitteln Fakten und Hinweise in bezug auf ihre Wirkung auf unseren Organismus.

Fleisch – ein Energieverschwender

Im Zusammenhang mit dem hohen Anteil, den die tierischen Produkte in unserer Nahrung ausmachen, ist es interessant zu wissen, daß der tierische Eiweißanteil an der Ernährung der Weltbevölkerung nur ca. 26 % ausmacht. Um so schwerer wiegt der hohe Anteil in den Ländern Westeuropas und den USA.

Wir wissen alle, daß der Durchschnittsbürger vom traditionellen Sonntagsbraten auf täglichen Fleischkonsum in allen erdenklichen Formen (Braten, Wurst, Schinken, Würstchen, Hamburger) übergegangen ist, ohne daß dazu eine Notwendigkeit bestanden hat.

Abgesehen von anderen Gründen, wie Vergiftung des Fleisches durch die Massentierhaltung, Antibiotika und Hormone und dem ethischen Gedanken vor allem gegenüber der Massentierhaltung ist es auch, wie hinlänglich bekannt, weltwirtschaftlich nicht zu vertreten, Tiere in solchen Massen mit Hilfe von pflanzlicher Nahrung aufzuziehen, um relativ wenigen Menschen eine Eiweißmast zu gewährleisten, die sie im übrigen nicht brauchen, die sogar schädlich ist, wie Prof. Wendt in seinem Buch »Eiweißspeicherkrankheiten« nachweist.

Die Ernährung des Menschen mit Fleisch ist unwirtschaftlich und verschwenderisch

Auf die benötigte Bodenfläche bezogen, veranschaulicht folgende Zahl die Ausbeutungstendenz einer solchen Wirtschaft: Die gleiche Bodenfläche, mit der bei Getreideanpflanzung 10 Menschen ernährt werden können, reicht bei der Versorgung mit tierischem Eiweiß nur für *einen* Menschen.

Es wurde lange behauptet, daß tierisches Eiweiß vollwertiger sei als pflanzliches für die Ernährung des Menschen und daß bei rein pflanzlicher Ernährung Mangelerscheinungen auftreten müßten. Das ist inzwischen hinreichend widerlegt. Außerdem gibt es ganze Bevölkerungsgruppen, die vegetarisch leben und gesund sind. Mit fortschreitenden Erkenntnissen über die Wirkung von Eiweißmast ist der tägliche Bedarf inzwischen von früher 2 g pro Tag und Kilo Körpergewicht auf 0,5–0,8 g heruntergesetzt worden. Man muß wissen, daß die Zusammensetzung der Eiweißspender in einer Mahlzeit bestimmt, wieviel körpereigenes Eiweiß wir aufbauen können. Das hängt ab von der am wenigsten vorkommenden Aminosäure, aber auch von einem optimalen Mengenverhältnis der einzelnen Aminosäuren untereinander.

Zur Aminosäure eine kleine Erläuterung: Sie ist der Bestandteil aus dem körperfremden Eiweiß, aus dem der Körper eigenes Eiweiß aufbaut. Dazu sind acht verschiedene Aminosäuren notwendig, die vom Körper selbst nicht gebildet werden können. Diese acht kommen in pflanzlicher und tierischer Nahrung in unterschiedlicher Menge vor. Günstige pflanzliche Zusammenstellungen sind zum Beispiel Getreide und Hülsenfrüchte.

Fleischkonsum im derzeitigen Ausmaß ist für den Menschen von der Natur nicht vorgesehen

Zum Fleischkonsum an sich hier noch einige Fakten, die bedenkenswert sind: Viele, die meisten der alten Völker, ernährten sich vom Ackerbau, vor allem von Getreide. Im allgemeinen wurden Pflanzen und Tiere im Verhältnis von 7: 1 gegessen.

Unsere Zähne deuten ebenfalls auf ein solches Verhältnis hin: Wir haben 20 Backenzähne zum Zermahlen, acht Schneidezähne zum Zerkleinern von Gemüse und vier Eckzähne für tierische Nahrung.

Bei der Verdauung von Fleisch ist zu beachten:

- Nach der Tötung der Tiere beginnt eine sofortige Zersetzung,
- sie wird zwar durch Kühlung gestoppt, setzt aber beim Kochen und Essen wieder ein,
- das Fleisch gelangt also im Zustand beginnender Verwesung in den Darm,

- Zersetzungsprodukte können die Darmwände schädigen,
- die Zersetzungszeit im Magen beträgt für Fleisch vier Stunden, für pflanzliche Produkte zwei Stunden, die gesamte Verdauungszeit für Fleisch 2–3 Tage, für pflanzliche Nahrung dagegen nur 30 Stunden,
- das Fett des Fleisches enthält fast nur gesättigte Fettsäuren, die nachteilig sind für den Stoffwechsel des Menschen,
- hoher Fleischverzehr belastet unseren Organismus mit vielen Abbauprodukten, zum Beispiel Harnsäure, was zu Gicht führen kann.

Energetisch betrachtet, also im Sinne von Yin und Yang ist es günstiger, wenn der Mensch sich die kaltblütigen Pflanzen zuführt, und wenn es denn tierisches Eiweiß sein soll, eher Geflügel und Fisch, deren Fleisch, wie wir ja auch wissen, leichter verdaulich ist.

Die ethische Frage, ob jemand Tierisches essen will, löst letztlich jeder Mensch für sich.

Fleisch ist also in zweierlei Hinsicht Energieverschwender: einmal bei der Herstellung (10mal soviel pflanzliche Nahrung wird gebraucht) und weiter bei der Verdauungsarbeit, die fast doppelt soviel Zeit in Anspruch nimmt wie die pflanzliche Nahrung.

Milch – Babynahrung für alle?

Tierisches Eiweiß wird nicht nur mit dem Fleisch, sondern vor allem auch in Form von Molkereiprodukten verzehrt, und zwar um so mehr, wenn auf Fleisch verzichtet wird. Viele Laktovegetarier (Vegetarier, die Milch und Eier essen) ersetzen das Fleisch durch Käse und Sahne in dem Glauben, sich nun gesünder zu ernähren. Da der Verbrauch dieser Produkte dann noch ansteigt, ist eher das Gegenteil der Fall.

Nun werden Milch und die Produkte daraus ja nach wie vor angepriesen als wichtige Energiequelle, als unverzichtbar für die Eiweiß- und Calciumzufuhr. Das Problem mit der Milch ist sehr komplex. Zunächst ist zu fragen, wie sinnvoll es ist, wenn sich jung und alt ausgiebig von dem Trank ernährt, der von der Kuh für die Aufzucht ihrer Nachkommenschaft bestimmt ist. Es gab Zeiten, da eine Tasse Milch eine Besonderheit darstellte. Heute ist unsere übliche Ernährung ohne Molkereiprodukte angeblich nicht mehr denkbar.

Es gibt einige Punkte, die gegen Milchprodukte sprechen:

● Kuhmilch enthält 3mal soviel Eiweiß wie Muttermilch (das Kalb soll ja auch viel schneller wachsen als der menschliche Säugling). Ein Kind, das in Ablösung der Muttermilch Kuhmilch bekommt, wird also völlig naturwidrig gemästet.

● Frischmilch enthält Wachstumshormone, die ausgewachsenen Menschen schadet.

● Milch verschleimt die Atemwege, aber auch das übrige Bindegewebe des Körpers. Ablagerungen sind die Folge, besonders in Brust, Lunge, Gebärmutter und Eierstöcken. Aus eigener Erfahrung und Berichten von anderen Frauen kann ich bestätigen, daß nach dem Verzicht auf Molkereiprodukte Probleme mit Zystenbildungen u. ä. absolut verschwanden.

● Molkereiprodukte, vor allem Käse, sind schwer verdaulich, weil wir ab dem 3. Lebensjahr die Verdauungsenzyme für Milchzucker und Milcheiweiß eigentlich nicht mehr besitzen. Kasein, die Milcheiweißsubstanz, ist eine klebrige Masse, die sich in den Darmzotten absetzt und so zu Darmträgheit führt.

● Wie beim regelmäßigen Verzehr von Fleisch ist auch
beim Konsum der Milchprodukte auf den zu hohen
Eiweißanteil hinzuweisen. Nach dem schon einmal zi-
tierten Prof. Wendt führt er zu vielen Krankheiten wie
Arterienverschluß, Herzinfarkt, Rheuma, Osteoporose,
und nicht zuletzt kann er Allergien verursachen. Die
Probleme entstehen laut Wendt durch Ablagerungen
und bei den Allergien durch die Tatsache, daß das Immunsystem das Fremdeiweiß als Eindringling behandelt.

Pflanzliche Eiweiße können nicht zur Eiweißmast führen: Sie werden nicht gespeichert.

Milch wird von der Schulmedizin vor allem wegen ihres hohen Calciumgehalts empfohlen, unter anderem,
um damit der Osteoporose vorzubeugen.

Dazu ist zu sagen:

1. Bemerkenswert ist, daß die Rate der Osteoporose-Er-
   krankungen in den Ländern mit dem höchsten
   Milchverbrauch am höchsten ist.
2. Osteoporose ist nach übereinstimmender Beurteilung
   verschiedenster Fachleute, Wissenschaftler und Behandler aus ganzheitlicher Sicht eine Erkrankung, die
   die Zivilisationssünden unserer Zeit widerspiegelt,
   wie Bewegungsmangel, falsche Ernährung, toxische
   Belastungen, energetische Störungen, psychosomati-
   sche Reaktionen, symptomunterdrückende Medizin,
   um nur einige zu nennen.

Das Calcium der Milch wird im übrigen aufgrund des
ebenfalls vorhandenen Phosphors nicht in wünschens-
werter Weise verstoffwechselt, so daß letztlich eher ein
Calciummangelzustand durch den Milchverzehr erreicht wird, da der hohe Eiweißgehalt durch Säurebil-

dung beim Abbau Mineralien, also auch Calcium, verbraucht.

Es macht auch keinen großen Unterschied, die sogenannte Rohmilch oder Milchprodukte von Tieren aus artgerechter, biologischer Tierhaltung zu verwenden, obwohl natürlich für die konventionellen Milchprodukte folgende Belastungsmomente noch erschwerend hinzukommen:

- Pasteurisieren: Das verändert die Eiweißstruktur in krankheitsfördernder Weise.
- Fettarme Milch: Es gehen Vitamine verloren, und der Eiweißgehalt steigt sogar noch.
- Homogenisieren: Die Struktur des Eiweißes wird schwerwiegend geschädigt.
- Haltbarmachung durch Hocherhitzung: Die ultrahocherhitzte H-Milch kann man als völlig denaturiert bezeichnen.
- Mindere Qualität durch nicht artgerechte Tierhaltung: Antibiotika, Desinfektions- und Pilzmittel finden sich in der Milch wieder.

Dieses alles mag angesichts der zahlreichen Fürsprecher und des hohen Verbrauches an Milchprodukten unglaublich klingen. Vielleicht fragen Sie sich, ob denn derart viele Menschen so falsch liegen können.

Es gibt einen nicht zu unterschätzenden Grund, warum die Werbung und somit der Absatz so gut funktionieren: Milch ist ein tröstliches Lebensmittel. Von **Kuhmilch für Kälber,** Kind an sind wir es gewohnt, daß mit **Muttermilch für Babys** Milch ein Sättigungsgrad erreicht werden kann, der uns auch emotional zufriedenstellt. Wir sind alle sozusagen nicht abgestillt und hängen imaginär an der Milchflasche, für deren Nachschubfüllung Kühe sorgen. Wie wäre es, erwachsen zu werden und die

Milch denen zu überlassen, für die sie gemacht wird: Kuhmilch für Kälber, Muttermilch für Babys.

Probieren Sie doch einmal aus, für 2 Wochen die Milchprodukte vollkommen vom Speisezettel zu streichen. Das Resultat könnte sein: Gewichtsabnahme, klarer Kopf, keine verstopfte Nase mehr, allerdings möglicherweise erhöhte Schleimabsonderungen, da der Körper sich von Ablagerungen befreit. Essen Sie in dieser Zeit täglich grünes Gemüse und 4mal pro Woche Meeresgemüse, um die Calciumzufuhr zu gewährleisten.

Zucker – der unerbittliche Räuber

Daß Fabrikzucker eine nachteilige Wirkung auf die Gesundheit ausübt, ist allgemein nicht mehr ganz unbekannt. Im folgenden gebe ich eine Zusammenstellung der wichtigsten Gründe dafür.

Unser Körper braucht Zucker, jedoch nicht in der Form von isoliertem weißen oder braunen Zucker, sondern besser in der Form von Mehrfachzucker, wie sie als Kohlehydrate in Gemüse und Getreide vorkommen. Isolierter Zucker ist Einfachzucker, der nicht aufgespalten werden muß, bevor er mit Hilfe von Insulin in die Zellen geschleust wird. Essen wir ihn, schnellt der Blutzuckerspiegel in die Höhe. Die Bauchspeicheldrüse muß sofort sehr viel Insulin ausschütten. Dieser Vorgang, wenn er oft wiederholt wird, strapaziert dieses Organ auf das stärkste.

Die Verdauung von Mehrfachzuckern läuft viel langsamer, weil sie erst in Einfachzucker aufgespalten werden müssen. Dabei kann kein Ungleichgewicht entstehen. Die Bauchspeicheldrüse hat »Zeit«, das richtige Maß an Insulin zu liefern.

- Fabrikzucker ist ein Auszugsprodukt, dem alle wertvollen Bestandteile der Ausgangspflanze (Zuckerrübe, Zuckerrohr) entzogen worden sind. Zur Verdauung des Zuckers benötigt der Körper aber diese Stoffe (Mineralien und Vitamine), die er sich dann aus vorhandenen Körperreserven oder anderen zugeführten Nahrungsmitteln holt. So kommt es durch den Zuckerkonsum zu Mineralstoff- und Vitaminmangel (zum Beispiel Vitamin B_1 und Calcium). Besonders prekär ist die so beliebte Kombination von Weißmehl mit Zucker. Weißmehl enthält kaum noch Vitamin B_1, das der Zucker bei der Verdauung auch noch »verbraucht«.

Isolierter Zucker bringt nichts mit – er stiehlt, was er braucht

Vitamin-B_1-Mangel führt zum Beispiel zu Müdigkeit, Schwäche in den Beinen, Appetitlosigkeit, Einschlafstörungen, Reizbarkeit, Konzentrationsstörungen und, wenn es schlimmer kommt, zu Depressionen, Angstzuständen, Muskelkrämpfen, Atemnot, Herzklopfen, Durchfällen ...

- Der Mangel an Calcium ist uns schon eher ins Bewußtsein gerückt. Es ist bekannt, daß der Verzehr von Süßem »an die Zähne geht«; daß aber der Calciummangel auch von innen nagt, d. h. Calcium zum Aufbau der Knochen und Zähne fehlt, ist weniger bewußt.

- Durch den hohen Mineralienverbrauch bei der Verdauung macht der Zucker das Blut »sauer«. Dadurch ist es empfänglicher für Bakterien. Auch im Darm entsteht ein saures Milieu, was der Ansiedlung von Pilzen (zum Beispiel Candida) Vorschub leistet. Pilze wiederum ernähren sich von Kohlehydraten und fordern vom Körper Nachlieferung von Süßem.

Aus der Sicht von Yin und Yang ist der Zucker eindeutig ein Yin-Extrem, für das, wenn regelmäßig zugeführt, kein Ausgleich mehr gefunden wird. Nach dem Prinzip der sich ausdehnenden Energie des starken Yin findet eine Ausdehnung auch der einzelnen Organe (Leber, Niere, Herz) und des Bindegewebes statt: Der Körper verliert seine Festigkeit (Yang-Qualität). Unter anderem wird auch das Organ Bauchspeicheldrüse erheblich in Mitleidenschaft gezogen, wodurch die Insulinproduktion gestört wird: ein Auslöser für viele Diabeteserkrankungen im mittleren Lebensalter. Einfachzucker raubt uns Mineralien und Vitamine, und er raubt uns auch Energie, indem er die Bauchspeicheldrüse überlastet.

Viele Lebensmittel haben eine ihnen eigene, besondere Süße, die uns heute nicht mehr bewußt wird, weil die extreme Süße des Zuckers oder auch des Honigs unser Empfinden für die zarteren Geschmacksnuancen betäubt hat. Zwiebeln, Möhren, harter Kürbis, Porree, Pastinaken entwickeln, wenn sie entsprechend zubereitet sind, eine ganz köstliche Süße. Und das soll auch so sein, denn der süße Geschmack ist ein wichtiger Bestandteil unserer Nahrung.

Außer dem Mehrfachzucker bringen Gemüse viele Mineralien mit

Wer viel und gern gesüßt hat und sich entschließt, den Zucker aus seinem Leben auszuschließen, muß deshalb nicht befürchten, in dieser Hinsicht in Zukunft ein freudloses Dasein zu führen, noch sollte er/sie ein schlechtes Gewissen bezüglich des Süßverlangens bekommen. Es wird unter Umständen eine gute Weile dauern, bis das Empfinden für die milderen Süßen so entwickelt ist, daß auf Zucker verzichtet werden kann. Honig ist, weil er Mineralien enthält, eine gute Überbrückungsmöglichkeit, sollte aber mit Sicherheit später anderen Süßmitteln wie Getreidemalz Platz machen. Manchmal geht es auch ganz schnell mit der Umgewöhnung, wenn die neue Kost sehr ausgewogen zubereitet werden kann.

Außer in Süßigkeiten und Schokolade ist Zucker in vielen Nahrungsmitteln, in denen er eigentlich nichts zu suchen hat, zur sogenannten Geschmacksverbesserung enthalten.

Fisch – Vitamin-B$_{12}$-Spender

Fisch ist die einzige tierische Nahrungsquelle, die in der Liste der empfohlenen makrobiotischen Kost zu finden ist. Wer sich grundsätzlich gegen tierische Nahrung entschieden hat, sollte unbedingt beachten, daß pflanzliche Lebensmittel nicht in ausreichend nachgewiesenem Maße das lebenswichtige Vitamin B$_{12}$ enthalten.

Dazu einige Informationen: Der Mensch speichert einige Jahre Vitamin B$_{12}$, dann muß er für Nachschub sorgen. Deshalb sind Mangelerscheinungen lange nicht zu bemerken. Allerdings wird vermutet, daß im menschlichen Darm bei absolut gesunder Flora Vitamin B$_{12}$ produziert werden kann, da manche Veganer (Menschen, die neben Fleisch und Fisch auch Eier und Milchprodukte vermeiden) noch nach Jahrzehnten rein vegetarischer Kost keinen Mangel aufwiesen.

Bei rein pflanzlicher Ernährung droht Vitamin-B$_{12}$-Mangel

Verschiedenen Lebensmitteln, zum Beispiel Algen, Tempeh, Miso und Tamari wurde immer mal wieder ein Vitamin-B$_{12}$-Gehalt zugesprochen, was sich bislang nicht bestätigen ließ. Aus diesen Fakten läßt sich folgender Schluß ziehen: Da kaum noch jemand eine absolut gesunde Darmflora hat, sollte jeder Mensch, der sich rein vegetarisch ernährt, für eine Zufuhr von Vitamin B_{12} sorgen. eine Notlösung bietet auch das Eigelb, das viel Vitamin B_{12} enthält.

Ganz wichtig sind diese Überlegungen in der Kinderernährung, vor allem dann, wenn Kinder von Geburt an rein vegetarisch ernährt wurden; sie haben dann keine Reserve von Vitamin B_{12} aufbauen können, wie vielleicht ihre Eltern, die irgendwann vorher auf vegetarische Kost umgestellt haben. Auch schwangere und stillende Frauen sollten auf Vitamin B_{12} achten, da sie einen erhöhten Bedarf haben.

Vitamin-B_{12}-Mangel kann sich u. a. durch folgende Anzeichen bemerkbar machen: Müdigkeit, Blässe, Kopfweh, Zungenbrennen, schmerzende Beine nachts, leichte Taubheits- oder Lähmungsgefühle, Durchfälle, Übelkeit, Erbrechen, Schwindel. Bei Auftreten eines oder mehrerer dieser Symptome suchen Sie bitte einen Behandler auf.

Nun zum Fisch als gelegentlichem Bestandteil der Mahlzeiten: Fisch als tierische Nahrung ist auf der Skala von Yin und Yang weiter unten bei Yang angesiedelt, aber deutlich höher als zum Beispiel Fleisch. Fisch hat ungesättigte Fettsäuren und ist leicht verdaulich. Außer Vitamin B_{12} enthält er das wichtige Vitamin D, das im Sommer mittels stärkerer Sonnenbestrahlung leichter vom Körper über die Haut hergestellt werden kann als in der sonnenarmen Jahreszeit.

Zur Ausgewogenheit der Ernährung ist es oft wohltuend, regelmäßig eine kleine Menge Fisch zu essen, vor allem für Bewohner kälterer Zonen, für körperlich arbeitende Menschen und für Großstädter, die größerem Streß von außen ausgesetzt sind.

Empfehlenswert sind vor allem Hochseefische (zum Beispiel Hering, Kabeljau, Makrele, Seelachs), da sie nicht ganz so stark mit Schwermetallen belastet sind wie Küstenfische. Die fettreichen Fische enthalten mehr Vitamine.

Getreide – die Urahne unter den Lebensmitteln

Gekochtes Getreide als ganzes Korn ist einer der Hauptbestandteile makrobiotischer Kost. Vollgetreide bietet uns die Mehrfachzucker, die im Gegensatz zum Einfachzucker – siehe Abschnitt über den Zucker –, eine gleichmäßige Energiezufuhr gewährleisten.

In der üblichen Ernährung wird Getreide heute fast ausschließlich in Form von Brot gegessen, das zumeist aus hochausgemahlenem Mehl besteht. Beim Ausmahlen werden die harten Randschichten des Kornes ausgesiebt, die fast alle wertvollen Anteile des Getreides wie Mineralien, Vitamine und Faserstoffe enthalten. (Faserstoffe sind für einen gesunden Darm unerläßliche Bestandteile der Nahrung.) Beim Weißmehl des Typs 405 beträgt der Verlust an diesen wertvollen Bestandteilen des Getreides bis zu 85 %.

Frisch vermahlenes Vollkornmehl wird eigentlich nur bei Backwaren der kleinen Biobäckereien verwendet, die eine eigene Mühle haben.

Die Beilage zum Essen stellt bei uns immer noch in der Hauptsache die Kartoffel. Das war nicht immer so. Bevor die Kartoffel im 17. Jahrhundert aus Südamerika in Spanien und später auch bei uns eingeführt wurde, aß man auch in unseren Breiten hauptsächlich Getreide. Getreide bildete wegen seines ausgewogenen Nährstoffgehaltes und seiner hohen Verträglichkeit mit anderen pflanzlichen Nahrungsmitteln die Hauptnahrung aller früheren Zivilisationen. Bereits in der antiken Welt wurde mit gekochtem, ungeschältem Getreide Ernährungstherapie betrieben. Vorherrschend waren damals Weizen und Gerste. Der griechische Arzt Hippokrates, Vater der Medizin genannt, pries schon im Altertum in seiner »Überlieferung der Heilkunst« das Getreide als Heilmittel. Im Mittelalter warnte der Arzt Maimonides vor gesiebtem Mehl, und im chinesischen Nei Chung, dem Buch des gelben Kaisers über innere Krankheiten, wurde zur Heilung chronischer Krankheiten eine 10-Tage-Reiskur empfohlen.

Mit Beginn des wissenschaftlichen Zeitalters und dem Verfall der Philosophie der Naturheilkunde fanden gleichermaßen auch Veränderungen der traditionellen Methoden der Landwirtschaft und der Nahrungsmittelherstellung statt. Die Kartoffel, zur Abwendung einer Hungersnot während des siebenjährigen Krieges forciert angepflanzt, verdrängte das Getreide als einfache Vollkornmahlzeit. Neue Techniken ermöglichten eine immer größere Verfeinerung der Lebensmittel, und so wurden raffinierter Zucker und Weißmehl zur täglichen Nahrung, ohne daß man erkannte, daß diese Verfeinerung oder Raffinierung eine Entwertung der Nahrungsmittel bedeutete.

Ziehen Sie immer das ganze Korn dem gemahlenen vor

Am zuträglichsten ist das im ganzen Korn gekochte Getreide. Selbst geschrotetes oder gemahlenes Vollkorngetreide verliert schon Inhaltsstoffe und wirkt zusammen mit Fett und Flüssigkeit schleimbildend im Körper.

Im folgenden werden die am häufigsten verwendeten

Getreidesorten aufgeführt. Zur Behandlung und Zubereitung finden Sie im Kapitel V nähere Angaben.

Naturreis

wird mittlerweile in vielen Sorten angeboten. Die gängigste ist der Rundkornreis. Der Langkornreis paßt eher in südliche Gefilde oder in die heiße Jahreszeit. Süßer Reis ist eine besonders sättigende, etwas klebrige Sorte, die sich zur Herstellung von Mochis (gesprochen Motschis) – siehe Rezeptteil – eignet.

Gerste

ist das bei uns »heimischste« aller Getreide und schmeckt am besten in Kombination mit anderen Getreidesorten, zum Beispiel mit Reis.

Hirse

ist ein wichtiges Getreide; es hat eine basische Wirkung auf den Körper, besitzt kein Gluten und ist sehr bekömmlich. Hirse ist ziemlich Yang. Um sie wirklich genießen zu können, ist die Zubereitungsart zu beachten.

Hafer

enthält mehr Fett als andere Getreide und wärmt uns sehr.

Weizen

ist als ganzes Korn schwer verdaulich. Er wird für Brot und Teigwaren verwendet.

Dinkel

soll die Urform des Weizens sein und war schon in früheren Jahrhunderten ein beliebtes Getreide. Er ist sehr nahrhaft und weicher als Weizen.

Buchweizen

ist ein Wintergetreide und noch yang-betonter als Hirse; es wärmt den Körper.

Roggen

wird ebenso wie Weizen meist in Form von Mehl verwendet.

Mais

ist als Großkorn viel mehr Yin als alle anderen Getreidesorten und eignet sich gut für den Sommer.

Gemüse – Vielfalt der Natur

Zusammen mit Getreide machen die verschiedensten Gemüse 75–80 % der makrobiotischen Mahlzeiten aus (siehe Kapitel IV, Zusammenstellung der Kost). Wie auch das Getreide liefert uns gutes Gemüse alle sogenannten Vitalstoffe (Vitamine, Mineralien, Spurenelemente, Enzyme, Aromastoffe, ungesättigte Fettsäuren und Faserstoffe).

Beides, Getreide und Gemüse zusammen, bilden eine gute Ergänzung von ausdehnender und zusammenziehender Energie in milder Ausprägung. Getreide ist etwas mehr Yang als die meisten Gemüse.

In traditionellen Mahlzeiten sind wir es meist gewohnt, eine oder höchstens zwei Gemüsesorten zu servieren. Es gibt dann halt Blumenkohl an einem Tag und am nächsten Tag vielleicht Möhren. In der Makrobiotik ist eine Mahlzeit vielfältiger. Sie enthält unterschiedliche Gemüsesorten nach dem Prinzip von mehr oder weniger Yin und Yang, zum Beispiel Wurzelgemüse (Yang) wie Pastinake mit der abwärts gerichteten Energie und ebenfalls grünes Gemüse mit aufwärts gerichteter Energie, vielleicht Lauch oder Kohl (eher Yin). Eine Pflanze mit Wurzel und Blattwerk bietet in sich Ausgewogenheit, weshalb wir immer alle Teile der Gemüsepflanzen verwenden und zum Beispiel Möhren-, Rettich- oder Kohlrabigrün beim Einkaufen nicht entfernen lassen.

Zur Erreichung von Vielfältigkeit tragen natürlich auch die verschiedensten Zubereitungsarten bei, mit denen jeweils eine stärkere Yin- oder Yang-Betonung erreicht werden kann. Langes Kochen yangisiert, Blanchieren läßt das Gemüse eher Yin. Die längere

Wichtig ist die wohlüberlegte Zubereitungsweise bei Gemüse

Zeit gekochten süßen Wurzelgemüse bilden zum Beispiel zusammen mit gedämpftem oder blanchiertem, grünem Gemüse eine ganz köstliche Einheit. Bei längeren Kochzeiten wird durch ganz geringe Wasserbeigabe und gut schließende Töpfe der Verlust von wertvollen Stoffen ganz gering gehalten.

Rohkost bildet ebenfalls einen Anteil an der makrobiotischen Kost. Ihr Anteil ist abhängig von der Jahreszeit und dem individuellen Bedürfnis. Neben einem frischen grünen Salat sollte rohes Gemüse immer auch in Form von milchsauer Eingelegtem in geringen Mengen vorhanden sein. Das ergibt einen guten Abschluß des Essens und bietet wertvolle Verdauungshilfe.

Einige Gemüsesorten rangieren unter den nicht empfehlenswerten Lebensmitteln, weil sie in ihrer Zusammensetzung nicht ausgewogen sind. Sie lassen sich nicht gut ausgleichen bzw. bilden Säuren im Körper. Es sind die Nachtschattengewächse, wie Kartoffeln, Tomaten, Paprika und Auberginen sowie Artischocken, Spargel, Fenchel, Mangold, Spinat, rote Bete und Zucchini. Sie sollten nicht so häufig verwendet werden.

Nachtschattengewächse sind nach makrobiotischer Sicht sehr Yin. Es ist daher verständlich, daß die Kartoffel als Beilage zu Fleischgerichten (sehr Yang) zu den Standardlebensmitteln in der traditionellen Kost gehören. Nicht allein weil sie als stark Yin eingestuft wird, sondern vor allem wegen ihres Gehaltes an natürlichen Gif-

Kartoffeln enthalten giftige Stoffe wie Alkaloide und Solanin

ten ist die Kartoffel zum regelmäßigen Verzehr nicht geeignet. Im 18. Jahrhundert sind dank der Kartoffel große Hungersnöte abgewendet worden, da es Getreidemißernten gegeben hatte. Seitdem hat sie sich ihren Platz erobert und das Getreide stark verdrängt.

Was hat es nun mit den Giften auf sich? Zunächst enthalten alle Nachtschattengewächse sogenannte Alkaloide, die den Körper beeinflussen. (Alkaloide sind im Kaffee, Tee und Schokolade enthalten sowie in einigen Drogen.) Man sagt der Kartoffel vielleicht deswegen nach, daß sie bei regelmäßigem Verzehr depressiv mache. Weiter enthält die Kartoffel Solanin, ein Gift, das besonders in den äußeren und in den grünen Teilen sitzt. Aus diesem Grund sollte man keinesfalls die Schale mitessen.

Dieses Gift entwickelt die Kartoffel, wenn sie mit Tageslicht in Berührung kommt, also schon bei der Ernte.

Wer schon mal Kartoffeln eingekellert hat, weiß um die grünen Augen, die sich nach längerer Lagerung bilden können und die besonders viel Solanin enthalten.

Weiter muß die Kartoffel, damit sie in unseren Breitengraden gedeiht, stark gedüngt und gegen Schädlinge gespritzt werden, wodurch der Boden verseucht wird und die Kartoffeln belastet werden.

Das alles zusammengenommen läßt uns vom Verzehr von Kartoffeln Abstand nehmen oder sollten wir sagen Abschied nehmen, denn für viele Menschen ist es sicher nicht leicht, darauf zu verzichten. Wer nicht ganz davon lassen kann und sie gerne als Gemüse unter vielen anderen einreihen möchte, sollte bei der Zubereitung daran denken, sie sozusagen zu yangisieren, indem er sie gebacken oder gebraten mit salzigen Gewürzen serviert.

Hülsenfrüchte – die Eiweißspender

stellen einen kleinen, regelmäßigen Anteil an der makrobiotischen Kost dar. Sie liefern das pflanzliche Eiweiß.

Bevorzugt werden in der aufgeführten Reihenfolge
- die kleinen roten Azuki- oder Adukibohnen (Azuki = kleine Bohne)
- kleine grüne Linsen
- Kichererbsen
- schwarze Sojabohnen

- weiße Bohnen
- Splittererbsen.

Gelbe Sojabohnen sind sehr schwer verdaulich. Wir benutzen sie in den traditionellen fernöstlichen Produkten Tofu, Tempeh und Natto (siehe nähere Erläuterungen im Rezeptteil).

Von der sorgfältigen Zubereitungsweise hängt es ab, ob Hülsenfrüchte gut verdaut werden. Mit verschiedenen Tips läßt sich die Gasbildung reduzieren (siehe ebenfalls Rezeptteil).

Meeresgemüse – vergessene Mineralienschätze

Algen sind Gemüse aus dem Meer. Sie geben beim Kochen einen mehr oder weniger deutlichen Geruch nach Meer oder Tang ab, der manchen Menschen davon abhält, sie ernsthaft als möglichen Bestandteil seines täglichen Speiseplans zu betrachten.

Es ist aber sehr ernst gemeint, wenn empfohlen wird, Meeresgemüse regelmäßig in kleiner Menge (5 % der Kost) zu genießen. Sie werden im übrigen wirklich zum Genuß, wenn sie mit verschiedenen Speisewürzen richtig zubereitet werden, dann verschwinden strenger Geruch und Geschmack (siehe Rezeptteil). Die Küstenbewohner in unseren Breiten kannten Meeresalgen als Lebensmittel sehr wohl, und in Schottland, Irland und der Bretagne werden sie auch heute noch verzehrt.

Algen sind eine ganz wertvolle pflanzliche Mineralienquelle und können den Wegfall von Milchprodukten ausgleichen. Ihr Gehalt an Mineralien ist so hoch, daß eine sehr kleine Menge pro Tag oder an jedem 2. Tag genügt. Sie haben außerdem die Fähigkeit, durch ihre Alginsäure Schwermetalle und radioaktive Stoffe im Körper zu binden und zur Ausscheidung zu bringen.

Algen können Schwermetalle und radioaktive Stoffe im Körper binden

Ein weiterer Einwand gegen Algen ist öfter die hohe Umweltbelastung. Da die Meere heute stark verschmutzt sind, sollte man unbedingt auf gute, geprüfte Qualität aus dem Naturkostladen achten. Diese Voraussetzung und die Tatsache, daß wir nur sehr kleine Mengen davon essen, entkräften meiner Ansicht nach die Einwände ausreichend, um die großen Vorteile der Algen – hoher Mineraliengehalt und das Entgiftungsvermögen – wahrnehmen zu können.

Samen, Kerne, Nüsse – fettreiche Leckerei

Sie bilden eine delikate Ergänzung zu makrobiotischen Gerichten, wenn sie geröstet und in kleinen Mengen über Getreide und Gemüse gestreut werden. Durch ihre harte Konsistenz bilden sie eine gute »Kauhilfe« im weichen Getreide. Sie werden entweder in der Pfanne trocken geröstet oder im Backofen gebacken, wodurch sie bekömmlicher werden und ein besonders gutes Aroma entwickeln. Man kann sie auch mit Shoyu oder Tamari würzen.

Für den täglichen Gebrauch sind Kerne und Samen (Sesamsaat, Sonnenblumenkerne und Kürbiskerne) den Nüssen (vorzugsweise Mandeln, Walnüsse und Haselnüsse) vorzuziehen, da sie aufgrund des enthaltenen Öls bekömmlicher sind.

Kerne und Nüsse sind sehr fett- und eiweißhaltig. Sie ergänzen sehr gut das Eiweiß (die Aminosäuren) des Getreides. Außerdem liefern sie viele Mineralien, wie

Calcium und Eisen (vor allem Sesam), und wichtige Vitamine, wie A, B und E (vor allem in Nüssen).

Obst – natürliche Süßigkeit?

Rohes Obst ist sehr beliebt bei gesundheitsbewußten Menschen, aber auch hier gilt wie bei allen Dingen des Lebens und der Ernährung der Grundsatz: zuviel ist ungesund. Ich erlebe es ab und zu, daß Patienten, die täglich viel rohes Obst essen, unter Aufschwemmungen und Nierenproblemen zu leiden haben.

Obst ist mehr Yin als Gemüse, enthält weniger Faserstoffe, mehr Wasser und Fruchtzucker, der vom Körper sehr schnell aufgenommen wird. Zuviel Obst kann zu Ungleichgewicht im Stoffwechsel führen.

In der makrobiotischen Ernährung nimmt Obst einen kleinen Platz ein. Es wird einheimisches Obst gegessen. Tropische Früchte, die extrem Yin sind, werden gemieden, da sie nicht in unser Klima passen. In Krankheitsfällen ist es angeraten, eine Weile auf Obst zu verzichten oder es allenfalls geschmort (yangisiert) zu essen. Gesunde Menschen können Früchte je nach Bedarf und Bekömmlichkeit in die Mahlzeiten mit einbauen, und auch hier werden das Wissen und die eigene Intuition das Maß bestimmen.

Zu beachten ist, daß der gleichzeitige Verzehr von Früchten und Vollgetreide zu Verdauungsschwierigkeiten wie Sodbrennen oder Blähungen führen kann.

Vollgetreide und Früchte werden zusammen von vielen Menschen nicht vertragen

Diese Tatsache hat schon manche Umstellung auf Vollgetreide scheitern lassen.

Fette – »essentiell« für den Körper

Zu fetthaltige Nahrung ist auch in der herkömmlichen Ernährungsweise als ungesund verpönt. Es ist richtig, daß sehr fetthaltiges Essen den Körper belastet, zumal wenn es um tierische Fette geht, die mehr gesättigte als ungesättigte Fettsäuren enthalten.

Unser Körper braucht regelmäßig die Zufuhr von Fett als Wärmeschutz und Lieferant essentieller, ungesättigter Fettsäuren, die eine Reihe wichtiger Aufgaben im Organismus zu erfüllen haben. Eine regelmäßige Aufnahme kleiner Fettmengen ist daher lebenswichtig = essentiell für uns. Darüber hinaus erhöht Fett den Wohlgeschmack aller Speisen, weil es Aromastoffe in besonderer Weise zur Geltung bringt. Den Ausführungen über tierische Produkte ist bereits zu entnehmen, daß die empfehlenswerten Fettsorten pflanzlicher Herkunft sein sollten.

Für Butter gilt das unter Molkereiprodukten Gesagte. Sie enthält zwar so gut wie kein Eiweiß und macht satt und zufrieden, aber auch »fettig«. Wer eine Zeit lang nur pflanzliche Fette gegessen hat und dann wieder Butter verwendet, wird feststellen, daß der Körper sehr schnell mit fettigen Ablagerungen auf der Haut reagiert.

Das Kunstprodukt Margarine sollte nicht verwendet werden, da die Herstellungsprozesse, auch bei sogenannten Diätmargarinen, zur Denaturierung der verwendeten Öle führen.

Übrig bleiben die pflanzlichen Öle. Hier sind besonders zu empfehlen das Sesamöl, Olivenöl und Maiskeimöl. Mit kleinen Mengen Öl, täglich verwendet, kann man zusammen mit ausreichender Eiweißzufuhr ein gutes Sättigungsgefühl bekommen.

In Krankheitsfällen ist es manchmal ratsam, eine Weile auf Fettzufuhr zu verzichten, doch sollte eine solche Maßnahme nicht ohne fachkundige Beratung durchgeführt werden.

Gewürze – tägliche Notwendigkeit, exotische Ausnahme

Bei der Erwähnung von Gewürzen entsteht vor unserem geistigen Auge vielleicht die ganze Palette möglicher Würzen von Salz über heimische Kräuter bis zu köstlichen fremdländischen Gewürzen.

Salz, das wissen wir, ist in unserer Nahrung eine tägliche Notwendigkeit. Scharfe und exotische Gewürze, die aus einem anderen Lebensraum kommen, verwenden wir in der Makrobiotik eher selten, vielleicht manchmal im Sommer.

Wer sich mit gesundheitsförderndem Essen beschäftigt hat, weiß, daß vor einem zu hohen Salzkonsum gewarnt wird. Es wird in der Tat allgemein zu stark gesalzen; in allen Fertigprodukten, wie zum Beispiel im üblichen Brot, ist sehr viel Salz.

In der makrobiotischen Ernährung wird Salz (nur Meersalz!) in der reinen Form nur in feinen Dosierungen beim Kochen verwendet, keinesfalls direkt auf die Speisen gestreut. **Verwenden Sie nur Meersalz aus dem Naturkostladen** Wenn man beim Essen nachwürzen möchte, empfiehlt es sich, Gomasio (Sesamsalz) zu verwenden.

Aber auch zum Würzen beim Kochen gibt es außer Salz eine Reihe von Gewürzen, die, mit anderen Zutaten vermischt, nur *salzhaltig* sind und somit viel milder wirken: Sojasauce (Shoyu und Tamari), Sojagetreidepaste (Miso), Sesamsalz (Gomasio), Salzpflaumen (Umeboshi) und der Saft aus der Herstellung der Pflaume (Umeessig) sowie ein milder Essig, der aus Reis gewonnen wird (Genmai-Su).

Es ist ratsam, bei der Umstellung auf makrobiotische Kost sich bewußt zu machen,

– daß zuviel Salz Ausscheidungen verhindert;
– und daß viel Salz (Yang) nach viel Ausgleich (Yin) verlangt, was sich im Hunger auf Süßes, Obst und Getränke äußern wird.

Getränke – wie groß ist der Durst wirklich?

Die meisten Ernährungslehren empfehlen die Aufnahme von 2 oder sogar 3 Litern Flüssigkeit am Tag. So gibt es viele Menschen, die gehorsam mit Wasserflaschen unterwegs sind und sich, manchmal gegen ihr Gefühl, das angegebene Quantum in Form von Wasser oder Säften zuführen.

Die richtige Flüssigkeitsmenge hängt von mehreren Faktoren ab und ist sicher individuell unterschiedlich. Wenn jemand viel Flüssigkeit ausschwitzt, zum Beispiel durch körperliche Betätigung, muß er den Verlust ersetzen. Auch von der Art der Ernährung hängt der Flüssigkeitsbedarf ab. Wenn man, wie in der makrobiotischen Ernährung, den Tag schon mit Misosuppe und Getreide beginnt und weiter viel wasserhaltiges Gemüse und Getreide ißt, braucht man nicht viel zusätzliche Flüssigkeit. Anders sieht es aus, wenn man sehr salzhaltig ißt, zum Beispiel viel Brot mit Käse oder Fleischgerichte, weil diese Nahrung viel von der vorhandenen Flüssigkeit im Körper aufbraucht. An der Farbe des Urins (sie sollte wie helles Bier sein), kann man leicht sehen, ob der Flüssigkeitshaushalt in Ordnung ist, vorausgesetzt, die Harnorgane sind gesund. Ist der Urin zu dunkel, sollte mehr getrunken werden. Bei ausgewogener makrobiotischer Ernährung passiert es immer seltener, daß starkes Durstgefühl auftritt. Wenn man dann mal wieder etwas konventionell Vorgefertigtes ißt, ist durch die Signale des Körpers der Unterschied sehr deutlich zu merken.

Das beste Getränke wäre ohne Zweifel frisches Quellwasser, aber kaum jemand hat heute Zugang zu einer sauberen Wasserquelle. Gemeint ist hier nicht das Wasser aus einer Heilquelle, das stark mit Mineralien versetzt ist. Diese Heilwässer sollten eigentlich bestimmten therapeutischen Anwendungen vorbehalten bleiben.

Mineralwasser ist für den täglichen Gebrauch nicht geeignet

Für den täglichen Gebrauch hingegen wäre gutes, mineralarmes, sozusagen »leeres« Wasser sinnvoll, weil es eher dazu beitragen kann, Entgiftungsvorgänge im Körper zu unterstützen. Das hat mit der Eigenschaft von Wasser zu tun, sich, wenn es »leer« ist, mit höher konzentriertem Wasser zu mischen. Ist das zugeführte Wasser selbst schon voller Stoffe (Mineralien), findet keine entlastende Mischung statt.

Außerdem hat das Quellwasser magnetische Kräfte, die es aus dem Erdinnern mitbringt, sogenannte Saugkräfte, Levitationskraft genannt. Mit Hilfe dieser Kraft können Lachse und Forellen in Bächen und Flüssen stromaufwärts schnellen. Die im Quellwasser enthaltene Levitationskraft ist eine der Gravitationskraft (Erdanziehungskraft) entgegengesetzte Energie, die für die Lebenskraft von Pflanzen, Tieren und Menschen wichtig ist. Zum Beispiel läßt die Entgiftungsfähigkeit des Wassers für unseren Körper nach, wenn die Levitationskraft verlorengeht.

Das von uns verwendete Leitungswasser hat die Levitationskraft auf dem Wege durch die Rohre aus Metall und Kunststoff verloren. Es gibt aber Möglichkeiten, ihm diese Kraft zurückzugeben und sozusagen lebendiges Wasser herzustellen. Mit einer Verwirbelungstechnik von gefiltertem Leitungswasser, bei der die ursprüngliche Ordnung der Moleküle wiederhergestellt wird, gewinnt man levitiertes Wasser (siehe Friedrich Hacheney: »Levitiertes Wasser«).

In Deutschland gibt es mittlerweile in jeder größeren Stadt eine sogenannte Wasserstelle, die levitiertes Wasser verkauft. Es ist mit seinem frischen und reinen Geschmack für den täglichen Trinkgebrauch sehr gut geeignet. Bei langen Kochvorgängen geht zwar die Levitationskraft verloren, aber gefiltertes Wasser ist dem Leitungswasser auf jeden Fall vorzuziehen. Die Kosten liegen unter denen für stilles Wasser, und lange Transportwege fallen auch nicht an.

Als Getränke kommen in der makrobiotischen Ernährung außer Wasser, Brottrunk (Kwaß) und gelegentlich verdünntem Apfelsaft auch Tees in Frage: Banchatee und Mutee. Ebenso wird Getreidekaffee gern getrunken (siehe Rezeptteil).

Zusammenfassung

- Der Verzehr von *Fleisch* ist sowohl aus wirtschaftlichen, ethischen wie auch aus ernährungsphysiologischen Gründen nicht empfehlenswert. Es ist schwer verdaulich, und bei täglichem Genuß kann es zu Ablagerungen im Körper kommen, die unterschiedliche Erkrankungen fördern.
- *Milch* und Milchprodukte enthalten in der Regel zuviel Eiweiß, das im Körper zu Verschleimung führt

und Verdauungsprobleme hervorruft. Die Denaturierung der Milch bei der Verarbeitung mindert u. a. den Vitamingehalt erheblich.

- Isolierter *Zucker* wird vom Blutkreislauf unmittelbar aufgenommen und beansprucht dadurch stark die Bauchspeicheldrüse. Zucker entzieht dem Körper Vitamine und Mineralien, außerdem stört er die Säure-Basen-Balance. Der Verzicht auf reinen Zucker sollte schrittweise erfolgen, um Heißhungerattacken auf Süßes zu vermeiden.

- Mit *Fisch* kann dem Körper Vitamin B_{12} zugeführt werden. Sein Gehalt an pflanzlicher Nahrung ist ungesichert.

- *Getreide* bildet aufgrund seines hohen Nährstoffgehalts eine wichtige Grundlage in der makrobiotischen Kost. Man verwendet das gekochte, ganze Korn von Naturreis, Gerste, Hirse, Hafer, Weizen, Dinkel, Buchweizen, Roggen und Mais.

- *Gemüse* bildet mit Getreide eine ausgewogene Yin-Yang-Kombination. Meist werden für eine Mahlzeit mehrere Gemüse verwendet. Kartoffeln sollten aufgrund ihres Gehalts an Alkaloiden und Solanin möglichst nicht verzehrt werden, gleiches gilt für verschiedene andere Nachtschattengewächse.

- *Hülsenfrüchte* liefern hochwertiges Eiweiß und gehören in kleinen Mengen regelmäßig zum Speiseplan.

- *Meeresgemüse* liefern wertvolle Mineralien und fördern die Ausscheidung von Giftstoffen aus dem Körper. Auch sie finden sparsam, aber regelmäßig Verwendung in der makrobiotischen Kost.

- *Samen, Kerne* und *Nüsse* liefern Fett, Eiweiß, Vitamine und Mineralien, sie werden ebenfalls in kleinen Mengen verwendet.

- *Obst* spielt in der makrobiotischen Ernährung nur

eine untergeordnete Rolle; es sollten nur einheimische Obstsorten in der entsprechenden Jahreszeit nach Bedarf gegessen werden.

- *Fette* kommen in der Makrobiotik regelmäßig in kleinen Mengen in Form von kaltgepreßten pflanzlichen Ölen zum Einsatz.
- *Gewürze* werden sparsam eingesetzt, das gilt besonders für Salz. Verwendung finden neben reinem Meersalz vor allem milde, salzhaltige Saucen und Würzpasten.
- Als *Getränke* kommen in der Makrobiotik neben mineralarmem Quellwasser vor allem Bancha- und Mutee in Frage; ebenso Getreidekaffee, Brottrunk und gelegentlich verdünnter Apfelsaft.

IV. Die Praxis der makro-biotischen Ernährung

Die Umstellung – Kopfsprung oder Zehenprobe?

Das Tempo der Umstellung auf die makrobiotische Ernährung bestimmen Sie selbst. Einem Kopfsprung ins kalte Wasser käme es gleich, alles aus der Küche zu räumen, was dem makrobiotischen Blick nicht mehr standhält, und sofort breitseitig zu beginnen.

Eine andere Möglichkeit ist es, diese oder jene gewohnte Speise durch eine neue zu ersetzen und erstmal auszuprobieren – sozusagen mit der großen Zehe die Wassertemperatur zu prüfen.

Zum Beispiel, wie es ist, morgens eine Misosuppe zu essen statt des gewohnten Schokomüslis oder abends ein einfaches Reis-Bohnen-Lauch-Gericht mit gerösteten Kernen zu kochen; oder ganz bewußt erstmal alle Milchprodukte wegzulassen und sie durch Hülsenfrüchte und ihre Produkte zu ersetzen.

Als nächstes könnten Sie nach einem Kochkurs Ausschau halten, den es inzwischen in jeder größeren Stadt gibt, und Kontakt aufnehmen zu anderen makrobiotisch lebenden Menschen. Das gemeinsame Kochen und Essen ist unglaublich motivierend für die eigene

Umgehensweise mit dem Thema, ganz abgesehen von neuen Rezepten und Ideen, die den Alltag bereichern.

Eine gründliche Umstellung auf die makrobiotische Ernährung wird in Ihrem Körper eine Art Hausputz hervorrufen. Es kann also zu Symptomen kommen, die **Die Ernährungsumstellung kann Symptome hervorbringen – der Körper reinigt sich** Entschlackungs- und Entgiftungsprozesse anzeigen. Der Organismus entledigt sich der Ablagerungen und Überschüsse, die sich möglicherweise im Laufe langer Jahre angesammelt haben durch den regelmäßigen Verzehr von großen Mengen Fett, Zucker, Fleisch, Kartoffeln und Milchprodukten. Das kann sich durch Erkältungen, Schleimabsonderungen, Hautausschläge, verstärkte Mensbeschwerden, Verdauungsbeschwerden, Kopfschmerzen und ähnliches äußern und ist als vorübergehendes Zeichen der Reinigungsarbeit anzusehen, die der Körper leistet. Auch geistig-seelisch finden Änderungen statt, wie vorher schon beschrieben, und es gibt Auf- und Abbewegungen bei der einsetzenden Sensibilisierung. All diese Vorgänge können verwirrend und manchmal sogar ein bißchen beängstigend wirken, und deshalb ist es gut, sich mit Gleichgesinnten auszutauschen.

Immer wieder einmal treten Gelüste nach vergangenen Genüssen auf. Die meisten Menschen geben ihnen nur mit schlechtem Gewissen nach. Es ist aber ratsam, sich entweder dagegen zu entscheiden oder den Gelüsten mit gutem Gewissen nachzugeben und sich auf den Genuß von früher ganz einzulassen. Oft merkt man dann, daß sich das eigene Geschmacksempfinden schon verändert hat und das erwartete Genußerlebnis ausbleibt.

Abgesehen von schweren Krankheitszuständen, in denen keine Experimente angebracht sind, gibt es keinen

Grund, solchen Bedürfnissen zwischendurch nicht nachzugeben und Erfahrungen damit zu machen, wie die vergangenen Gaumenfreuden jetzt schmecken und wie der Körper darauf reagiert.

Es gibt, wie gesagt, keinen Maßstab dafür, wie schnell oder wie vollkommen die Umstellung auf die makrobiotische Kost erfolgen könnte. Viel wichtiger sind die praktischen Erfahrungen, mit denen nun die theoretischen Behauptungen untermauert bzw. mit Leben gefüllt werden. Wenn die Auswirkungen der ausgewogenen Energien am eigenen Körper zu spüren sind und dann durch den Versuch mit Althergebrachtem vielleicht auch alte Beschwerden oder Zustände wieder aufkommen, sind solche Erlebnisse eindrücklicher als alle erklärenden Worte.

Für mich bietet die Makrobiotik noch nach vielen Jahren immer wieder Überraschungen und neue Erfahrungen, und ich möchte jeden ermutigen, sich auf diese lebendige, vielseitige Lebensweise einzulassen.

Die Art zu essen

Person A deckt den Tisch: Der gefüllte Teller kommt neben die Zeitung, das Radio läuft.

Während Person A ißt, erfährt sie Aktuelles aus Politik, Wirtschaft oder Sport. Sie kaut jeden Bissen 18mal. Im Stehen wird noch schnell ein Kaffee getrunken.

Person B deckt den Tisch: Der gefüllte Teller wird auf den Tisch gestellt, Besteck daneben gelegt, vielleicht eine Kerze angezündet. Person B setzt sich vor den Teller und nimmt sich eine kurze Zeit zur Besinnung, genießt Anblick und Duft der Speisen und fühlt vielleicht Dankbarkeit, daß diese Mahlzeit überhaupt da ist. In Ruhe ißt Person B und kaut jeden Bissen 50mal. Zugegeben – dies sind zwei sehr konträre Arten zu essen. Die erste Art, oft karikiert in verschiedenen Variationen, ist sicher jedem bekannt, der oft oder ab und zu allein zu Hause ißt; die zweite Art ist erstrebenswert. Sie verstärkt ohne Zweifel die Wirkung guter Ernährung und hilft, die Wahrnehmung für die feineren Elemente unseres Daseins zu entwickeln.

Das Kauen

Ganz unabdingbar ist bei jeder vollwertigen Kost das gründliche Kauen. Es geht dabei nicht nur um die Zerkleinerung der Nahrung, sondern um die Anregung der Bildung von Verdauungsenzymen im Mund. Wenn die Verdauungsarbeit nicht schon dort mit dem Speichel beginnt, können Magen und Darm sie nur unvollständig weiterführen. Blähungen sind oft die Folge. Bei der modernen, faserstoffarmen Kost fällt es nicht gleich auf, wenn die Nahrung unzerkaut verschluckt wird; ihre unvollständige Verdauung verursacht selten Gasbildung. Andere Symptome, die sich schleichend entwickeln, wie chronische Magen- und Darmstörungen, werden nicht mit dem Kauen in Verbindung gebracht.

Viel Kauen verhindert Gasbildung im Magen-Darm-Trakt

Jeder Bissen sollte flüssig sein, bevor er geschluckt wird, jedes Getränk vor dem Schlucken »gekaut« werden. In normalen Zeiten sollte jeder Mensch jeden Bissen ca. 50mal kauen, bei schwerer Krankheit mindestens 100mal; je öfter, desto besser.

Es kommt auf einen Versuch an, über ein paar Tage, und Sie werden feststellen, wie Ihr Wohlbefinden wächst. Im übrigen ist es eine gute Art, die Qualität der Nahrung festzustellen: Qualitätsnahrung wird durch langes Kauen immer besser und schmackhafter (versuchen Sie es mal mit Vollreis). Eine Fastfood-Mahlzeit würde dieser Prüfung nicht standhalten. Und überdies: Viel Kauen macht den Kopf klarer.

Die Zusammenstellung der makrobiotischen Kost

Die Hauptanteile an der Kost machen Getreide, Gemüse und Hülsenfrüchte aus. Sie werden ergänzt durch Fisch, Meeresgemüse, Kerne und Nüsse, Obst und verschiedene Speisewürzen.
Eine beliebte graphische Darstellung des Verhältnisses der Lebensmittel untereinander ist folgende:

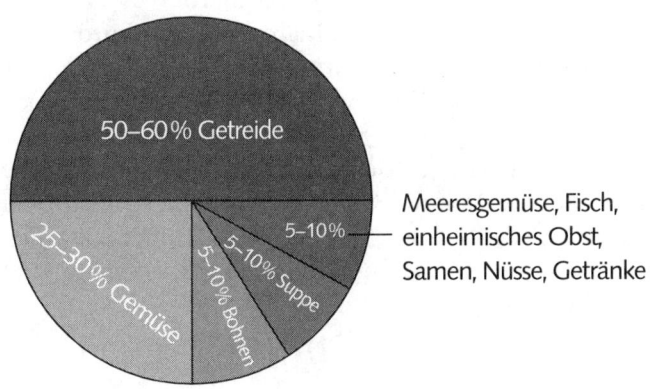

Meeresgemüse, Fisch, einheimisches Obst, Samen, Nüsse, Getränke

Eine makrobiotische Hauptmahlzeit könnte so aussehen: vorab eine leichte Misosuppe mit Rettich und Lauch. Reis als Getreide, ein Möhren-Linsengericht, etwas gedämpfter Brokkoli, ein wenig fein geschnittene Norialge über den Reis gestreut und ein paar frische Salatblätter mit einigen Stückchen milchsauer eingelegten Radieschen. Mit den verschiedenen Kochstilen und den unterschiedlichen Geschmäckern haben wir ebenso wie mit den Zutaten selbst Ausgewogenheit hergestellt:

- Beim Gemüse finden wir Wurzeln (Möhre), Stiele, Blätter und Blüten (Salat, Brokkoli, Lauch). Die Norialge verbindet uns mit dem Meer. Der Reis bildet die Grundlage, sozusagen die ruhende Mitte der Mahlzeit.
- Wir haben lange und kurze Kochstile angewendet (Reis und Linsengericht lang, Brokkoli kurz). Es gibt rohes (Salat) und eingelegtes (Radieschen) Gemüse.
- Die fünf Geschmäcker sind enthalten: salzig (Sojasauce, Alge), süß (Möhren), bitter (Salatblätter), scharf (Eingelegtes), sauer (Salatsauce).
- Auch farblich gäbe es ein appetitanregendes Bild: weiß, orange, hellgrün, dunkelgrün, rot.

Wollten wir ein festlicheres Mahl machen, würden wir vielleicht statt des Noriblattes eine kleine gebackene Arametasche (zarte Algen in Teig gebacken) dazugeben und aus Shiitakepilzen, Schalotten und Kuzu eine feine Sauce herstellen. Gebackenes ist eher yang-, die Sauce eher yin-betont. Sie sehen, ob sehr einfach oder reichhaltig, das Prinzip der Ausgewogenheit läßt sich immer wieder herstellen. Jahreszeitlich gesehen paßt dieses Essen gut zum Frühherbst.

Kochstile

Mit verschiedenen Kochmethoden bringen wir Abwechslung und unterschiedliche Energien in die Speisen.

Wie schon vorher erwähnt, haben wir die Möglichkeit, mit der Art der Zubereitung die Lebensmittel zu yangisieren oder zu yinisieren. Wärmezufuhr bringt Yang-Energie, der Gefriervorgang wäre starkes Yin. In der Hauptsache verwendet man in der makrobiotischen Küche folgende Kochstile:

Gepreßte Gemüse	=	mit Salz oder salzigen Gewürzen unter Druck hergestellte Salate
Pickles	=	milchsauer eingelegtes Gemüse
Dämpfen	=	Topfboden 2 cm hoch mit Wasser füllen, das gefüllte Dämpfsieb darüber hängen. Das Gemüse soll bißfest sein.
Blanchieren	=	Das Kochgut (Gemüse) wird für 30–90 Sekunden in kochendes Wasser gegeben. Es wird als Beilage oder für gekochten Salat verwendet.
Garkochen	=	Größere Stücke werden in wenig Wasser und 1 Prise Salz gekocht, bis sie weich sind.
Sautieren, dünsten	=	Kochgut mit wenig Öl andünsten, dann in geschlossenem Topf gar dünsten.
Simmern	=	auf kleiner Flamme und mit sehr wenig Wasser garen
Kochen unter Druck	=	im Druckkochtopf kochen; meist Getreide mit Wasser.
Backen	=	Teigwaren und zum Beispiel Gemüse im geschlossenen Topf oder offen
Fritieren (auch Tempura genannt)	=	Teigbällchen oder in Teig getauchtes Gemüse/Algen in heißem Öl ausbacken.

Tabelle Nr. 7

Yin- und Yang-Einteilung der Kochstile

```
                                              YIN
                                         Gefrieren
                                     Entsaften
                                 Rohverwertung
                            Pressen
                        Dämpfen
                    Blanchieren
                Garkochen
            Simmern
        Druckkochen
    Backen
 Frittieren
Einlegen
YANG
```

Tabelle Nr. 8

Zu den Kochstilen gehören auch verschiedene Schneidetechniken, die dem Kochvorgang gerecht werden.
Man wird zum Beispiel Wurzelgemüse, das lange kochen soll, in möglichst große Stücke schneiden. Bei
Gemüse, das unterschiedlich feste Teile hat, wie zum
Beispiel ein Kohlblatt, würde man die harte Mittelrippe
herausschneiden und in feine Stücke hacken, um ein

gleichmäßiges Kochergebnis zu erzielen. Ein weiterer Aspekt der verschiedenen Schneidetechniken ist die Tatsache, daß das Auge mitißt: Es lohnt sich immer, ein paar verschiedene Schneidetechniken auszuwählen und diese sorgfältig auszuführen.

Hier einige Beispiele verschiedener Schneidetechniken bei Wurzelgemüse:

Diagonale dünne oder dicke Scheiben

Dicke oder dünne Monde oder Halbmonde

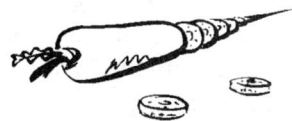

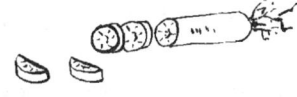

Streichholzform für besonders kurze Garzeit

Rollschnitt; die Wurzel wird bei jedem Schnitt um 90° gedreht.

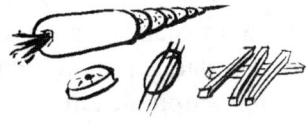

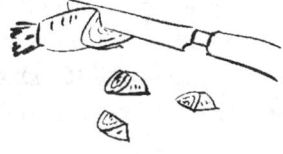

Würfel

Feine Raspelstücke wie Bleistift anspitzen

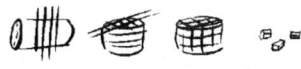

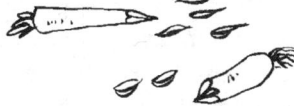

Die Küchengeräte

Es fängt schon beim Herd an: Die Zubereitung gesunder, ausgewogener Mahlzeiten erfordert eine gleichmäßige und gesunde Kochenergie. Durch entsprechende Versuche ist bewiesen worden, daß ein Gasherd dem Elektroherd vorzuziehen ist. Die Zubereitung mit dem Elektroherd bringt ganz eindeutig eine weniger gute Qualität der Speisen hervor, was am Geschmack deutlich wird. Mikrowellenherde sollten nicht benutzt werden: Sie erzeugen eine chaotische und ungesunde Energie, mit der die feinen Schwingungen der Nahrung zerstört werden. (Quelle: »Ganzheitliche Medizin« von Dr. Med. K. H. Braun von Gladiss)

Nun aber keine Angst: Wer keinen Gasherd hat, kann auch auf dem Elektroherd makrobiotisch kochen. Hat man aber einmal den Unterschied zwischen diesen beiden Kochenergien kennengelernt, lassen sich sicher Mittel und Wege finden, einen Gasherd anzuschaffen.

Zu möglichst naturbelassener Nahrung gehören auch naturbelassene Kochgeräte, die man sich nach und nach zulegen sollte. Das Bedürfnis danach stellt sich nach einiger Zeit von selbst ein. Ich empfehle zum Beispiel:

- ein großes Haarsieb zum Waschen von Getreide, Bohnen, Kernen;
- ein Ölsieb (Sieblöffel) zum Entnehmen von Fritiergut;
- einen Durchschlag aus Bambus oder Metall zum Dämpfen und Gemüsewaschen;
- ein scharfes Gemüsemesser (zum Beispiel japanisches »Caddy«) plus Schleifstein;
- einen großen Mörser aus Ton mit Keramikrillen und einen Holzstößel – der Mörser wird Suribachi ge-

nannt – zum Pürieren und Zermahlen, erhältlich in Naturkost- oder China-Läden;

- mehrere schwere Schneidebretter aus Holz;
- eine Reibe aus rostfreiem Stahl zum Hinstellen;
- eine Porzellanreibe für Ingwer;
- verschiedene hölzerne Rührlöffel und lange Kochstäbchen aus Holz;
- ein oder zwei gußeiserne Pfannen mit Deckeln;
- verschiedene schwere Töpfe aus Ton, Gußeisen, rostfreiem Stahl, Glas oder Emaille;
- Wärmestreuplatten, die zwischen Topf und Flamme gelegt werden, um ein Anbrennen zu verhindern;
- Back- und Brotformen;
- Gemüsebürste aus Naturborsten zum Gemüseputzen.

Einkaufsliste für Einsteiger

Diese Liste enthält eine Grundausstattung an Lebensmitteln, die Sie für die Rezepte in diesem Buch brauchen werden. Sie kann eine Hilfe für Sie sein bei der Erstellung des eigenen Einkaufszettels:

Vollgetreide	Bohnen
Vollkornreis (rund)	Adukibohnen
Hirse	Linsen, kleine grüne
Gerste	Kichererbsen
Buchweizen	schwarze Sojabohnen
Weizen, Dinkel	evtl. Splittererbsen
verschiedene Nudeln	evtl. weiße Bohnen

Andere Eiweißprodukte

Tofu (Sojaauszugsprodukt)
Tempeh (fermentierte Sojabohnen)
Seitan (aus Weizen gewonnenes Eiweißprodukt, fleischähnlich)
Fu (aus Weizen gewonnenes Eiweißprodukt, getrocknet)

Meeresgemüse (Algen)

Kombu (v. a. für Bohnen)
Wakame (v. a. für Suppe)
Izike
Arame
Noriblätter
Agar-Agar

Gemüse

je nach Jahreszeit:
einheimische Gemüse
grünes Blattgemüse
Kopfgemüse
Wurzelgemüse

Diverse Würzmittel

Meersalz
Sojasauce (Tamari, Shoyu)
Tekka
Miso (Biomiso, Gerste für den Anfang)
Umeboshipflaumen
Reisessig (Genmai-Su)
Umeessig
Ingwerwurzel

Nüsse und Samen

Sesamsaat
Sonnenblumenkerne
Kürbiskerne

Walnüsse
Mandeln
Maronen (Eßkastanien)

Kosten der makrobiotischen Ernährung

Wenn Sie alle Zutaten im Naturkostladen kaufen – was natürlich wünschenswert wäre –, sind die Kosten hoch.

Wenn Sie bereits vorher im Naturkostladen gekauft haben, ist der Unterschied zur Vollwerternährung unerheblich, da Sie einiges nur austauschen.
Folgende Produkte sollten Sie unbedingt im Naturkostladen kaufen: Vollgetreide und Produkte aus Vollgetreide (in den Randschichten der konventionell angebauten Getreide sitzen die Schadstoffe), Sojasaucen (Shoyu und Tamari), da die im Asienshop gehandelten künstlich hergestellt sind und chemische Zusatzstoffe enthalten. Über biologisch angebautes Gemüse habe ich schon gesprochen. Wenn irgend möglich, sollte es im Naturkostladen oder vom Biobauern gekauft werden. Ist das nicht möglich, sollte konventionell Gekauftes in Essigwasser gewaschen oder mit »biosmon« behandelt werden, das im Reformhaus zu haben ist.
Aller Erfahrung nach verbraucht eine Person bei voller makrobiotischer Ernährung zwischen 13 und 15 DM pro Tag, wenn alle Zutaten im Naturkostladen gekauft werden. Es versteht sich von selbst, daß die Kosten sinken, wenn für mehrere Personen gekocht werden kann.

Praktische Tips zum Kochen

Der Zeitaufwand, um eine vollständige makrobiotische Mahlzeit herzustellen, scheint dem Anfänger zunächst beträchtlich, weil manches ungewohnt und neu ist. Wenn Sie langsam umstellen und dieses oder jenes gewohnte Lebensmittel durch makrobiotische Speisen ersetzen, haben Sie Gelegenheit, sozusagen zu üben.
Sie werden dann schnell merken, was in Ihrer Küchenanordnung vielleicht umorganisiert werden sollte, um die Arbeitsgänge abzukürzen. Es gibt eine Reihe von

Geräten, die täglich öfter gebraucht werden, wie Holz-löffel, Siebe, Gemüsebürste, großes Messer, Holzbrett, und es ist klar, daß man diese dann nicht mehr weit entfernt vom Arbeitstisch unterbringt.

Dasselbe gilt auch für die gängigen Lebensmittel. Getreide sollte entweder in größeren Baumwollbeuteln oder in dunklen Gläsern aufbewahrt werden, ebenso muß Speiseöl in der Flasche bleiben, in der es gekauft wurde.

Bei der Zubereitung fällt viel Geschirr an. Spülen ist eine unvermeidliche Folge beim Kochen. Wenn Sie erst einige Routine haben, fällt es nicht mehr schwer, zwischendurch etwas zu spülen, um den demotivieren-den Berg von Geschirr nach dem Essen klein zu halten. Der Abwasch nach dem Essen sollte sowieso eine Angelegenheit von allen sein.

Folgende Gerichte können ohne großen Schaden aufgewärmt, also für 2–3 Tage im voraus zubereitet werden: Getreide, Izike- und Arame-Algengerichte, Hülsenfrüchte. Gemüsereste vom Mittag können zum Beispiel abends kalt gegessen werden.

Ein Tip für Singles und Berufstätige: Während der Arbeitswoche, wenn Sie nicht so viel Zeit zum Kochen haben, ist es wichtig, viele Gewürze, Pickles, Saucen etc. zur Verfügung zu haben, um Abwechslung in die Mahlzeiten zu bringen. Ein schönes, vollständiges Mahl ohne Aufgewärmtes sollte dann vielleicht am Wochenende gekocht werden.

Gewürze, geröstete Kerne, Pickles usw. können in größeren Mengen auf Vorrat zubereitet werden. Haben Sie absolut keine Lust zum Kochen, gönnen Sie sich ein Essen auswärts. Sind Sie ambivalent, stellen Sie sich vor, was Sie essen möchten und wie das Essen auf dem Teller zusammengestellt ist; betrachten Sie die Arbeit des Kochens als kreative Schöpfung, machen Sie keine Handreichung in Hektik. Die Erfahrung zeigt, daß es hilfreich ist, äußerem Druck beim Kochen Gelassenheit und liebevolle Konzentration auf die Zubereitung entgegenzusetzen.

Makrobiotik unterwegs

Als Anfänger sieht man sich auf Reisen und wenn man auswärts essen möchte, oft Problemen gegenüber: »Wie soll ich an mein gesundes, ausgewogenes Essen kommen?«

Zur Arbeit kann man sich ein Lunchpaket von zu Hause mitnehmen, aber auf mehrtägigen Reisen wird es schon schwieriger.

Hier bieten vegetarische Restaurants oft eine gute Ausweichmöglichkeit. In größeren Städten findet man mittlerweile auch schon spezielle makrobiotische Restaurants oder private Mittagstische, die gutes Essen anbieten. Auf längeren Reisen oder im Urlaub kann man vielleicht eine Ferienwohnung mieten und sich selbst versorgen.

Nach einer Zeit makrobiotischer Lebensweise wird man sich die Urlaubsaufenthalte entsprechend der sich verändernden Bedürfnisse aussuchen, was meistens auch eine Lösung der Ernährungsfrage bedeutet. Es ist aber ganz wichtig, die Priorität der eigenen Bedürfnisse zu beachten. Wenn man lieber ausruhen möchte, als jeden Tag am Herd zu stehen, sollte man sich ruhig auf neue Erfahrungen und damit auf Vergleichsmöglichkeiten einlassen.

Unterwegs sein bezieht sich auch auf Einladungen geschäftlicher oder privater Natur. Wie geht man mit dem »normalen« Essen um? Auch dabei sollten Sie sich nach Ihren eigenen Bedürfnissen richten. Vielleicht können Sie beim Geschäftsessen Einfluß auf die Auswahl des Restaurants nehmen oder zu Freunden eine selbst hergestellte Speise mitbringen. Ein anderes Mal möchten Sie vielleicht lieber vorher zu Hause essen und sich am Abend auf etwas anderes konzentrieren. Lassen Sie sich ruhig auf Stimmung und Gegebenheiten ein. Wenn Sie gesund sind, werden Ausnahmen Ihnen sicher nicht schaden. Mit einer zu strengen Haltung machen Sie sich eher das Leben schwer.

Makrobiotische Ernährung für Kinder

Insgesamt unterscheidet sich die makrobiotische Ernährung für Kinder nicht von der für die Erwachsenen. Einige wichtige Dinge sind dabei zu beachten: Es darf bei Kindern nicht zu einer Unterversorgung mit Vitamin B_{12} kommen (s. Kapitel III, Fisch), und auch die Zufuhr von Vitamin D muß gewährleistet sein. Dafür kann man sorgen, indem man die Kost für Kinder von vornherein auf eine breite Basis stellt. Das kann heißen, daß man frühzeitig (d. h. bald nach dem Abstillen) Fisch mit einbezieht und/oder Eigelb. Zu einer »breiten Basis« gehört auch die Zubereitung der Gerichte mit einer kleinen Menge Pflanzenöl (s. Kapitel III, Fette).

Auch die Frage nach dem Süßen, vor allem wenn die Kinder mit anderen zusammen spielen, essen oder feiern, muß man berücksichtigen. Es ist wichtig, immer im Blick zu haben, daß Kinder Süßes brauchen. Sie werden weniger den herkömmlichen, ungesunden Süßigkeiten erliegen, wenn sie zu Hause abwechslungsreich mit verschiedenem Süßen versorgt werden (Nachtische mit Getreidemalz, süßes Gemüse).

Kinder, die von Geburt an makrobiotisch ernährt wurden, sind ausgeglichen, achtsam, direkt und kontaktfreudig. Ich habe verschiedene makrobiotisch ernährte Kinder und deren Eltern erlebt und beobachten können, wie flexibel die Erwachsenen den Bedürfnissen der Kinder gerecht werden konnten. Auch für dieses Thema gilt: Bücher lesen und erfahrene Makrobiotikeltern kontaktieren, auch wenn das manchmal Mühe macht. Viel Anregung geben die im Sommer immer wieder veranstalteten makrobiotischen Sommerlager.

Makrobiotische Ernährung für Schwangere

Wenn eine Frau schon längere Zeit vor der Schwangerschaft auf makrobiotische Ernährung umgestellt hat, ist es möglich, daß sie weniger Schwierigkeiten in der Schwangerschaft – zum Beispiel Übelkeit in den ersten Monaten – hat.

Der erhöhte Mineralienbedarf kann durch Meeresgemüse und viel grünes Blattgemüse gedeckt werden, und die besonderen Gelüste werden wahrscheinlich nicht so stark in die Extreme gehen, da die gesamte Ernährungsweise ja schon ausgewogener ist. Bei reichhaltiger und sorgfältig zusammengestellter Kost wird auch die Muttermilch eine sehr gute Qualität haben.

Gerade in dieser Situation kann ich nur wieder die makrobiotische Literatur empfehlen, aber vor allem die Kontaktaufnahme zu makrobiotisch lebenden Familien, die ihre Erfahrungen mit der Ernährung während Schwangerschaft und Stillzeit mit Ihnen teilen können. Probleme kann es nach meiner Erfahrung eher geben, wenn eine Ernährungsumstellung unvollständig vorgenommen wird, d. h. wenn Fleisch- und Milchprodukte abgesetzt oder stark reduziert werden, ohne daß für entsprechenden Ersatz (zum Beispiel durch Algen oder Hülsenfrüchte) gesorgt ist. Das gilt im übrigen nicht nur für die Schwangerschaft und die Stillzeit.

Bitte, treffen Sie lieber eine klare Entscheidung für oder gegen die Makrobiotik, als durch Halbherzigkeit Fehler bei der Umstellung zu machen, die Ihnen möglicherweise schaden.

V. Rezepte

Die nachfolgenden Rezepte haben ihren Ursprung in unterschiedlichen Quellen. Ich habe meinen Einstieg in das makrobiotische Kochen in Kursen gefunden und in weiteren Lehrgängen, Praktika und mit den Kochbüchern vieles ausprobiert und eigene Erfahrungen gesammelt.

In seiner Einleitung zum Buch seiner Frau Cornelia »Die hohe Kunst des makrobiotischen Kochens« spricht Herman Aihara von der höchsten Stufe des Kochens, auf der den Menschen, der kocht, Bescheidenheit und Demut veranlassen, zu akzeptieren, daß dem einen köstlich ist, was dem anderen vielleicht überhaupt nicht schmeckt. Das heißt, es gibt auch beim makrobiotischen Kochen sehr persönliche Kochstile und natürlich, wie schon vorher ausgeführt, sehr persönliche Bedürfnisse. Deshalb sollten eigentlich alle Rezepte immer nur ein Anreiz sein, anzufangen, auszuprobieren und nachzuschlagen. Das gilt auch für die Rezepte in diesem Buch.

Ich schlage Ihnen vor, sich nicht allzulange von den Mengenangaben und Zusammensetzungen abhängig zu machen, sondern bald Ihrer wieder erwachenden Intuition zu vertrauen. Wenn Sie sich dabei von Yin und Yang leiten lassen, werden Sie bald Ihre persönliche Art des makrobiotischen Kochens gefunden haben.

Zunächst aber dürfen Sie sich den jetzt folgenden Rezepten anvertrauen; sie sind alle schon öfter von mir gekocht worden. Ich wünsche Ihnen viel Spaß und gute Erfahrungen.

Anmerkung

Alle Rezepte in diesem Buch sind für 4 Personen gerechnet. Sie sind ausnahmslos auf einem Gasherd gekocht worden. Folgende Maßeinheiten liegen ihnen zugrunde:
TL Teelöffel
EL Eßlöffel
T Tasse (0,2 Liter)
Verwenden Sie bitte nur weißes Meersalz aus dem Naturkostladen.

Kleines Zutaten-Lexikon

Agar-Agar, Binde- und Geliermittel aus Rotalgen.
Amasake, süße Creme aus Reis oder anderem Getreide; die Süße entsteht durch Fermentierung; im Naturkostladen zu kaufen.
Arrowroot, s. Pfeilwurzelmehl.
Azuki oder Aduki, jap.: kleine Bohne; dunkelrote Farbe; werden in Japan angebaut; beste Qualität ist die Hokkaido-Azuki.
Bancha, Tee aus Zweigen (Kukicha) oder Blättern des Teestrauches, mit wenig (Blätter) oder gar keinem (Zweig) Teein.
Bulgur, Weizen, fermentiert und in kleine Stücke gestoßen. Wird als Getreidemahlzeit serviert.

Dulse, Meeresalge, wird geröstet als Würze verwendet.

Fu, getrocknete Weizengluten. Eiweißhaltiges Lebensmittel.

Gerstenmalz, süßer Sirup, aus Gerste hergestellt.

Gomasio, Würzmittel aus geröstetem Sesamsamen und Meersalz; Goma = Sesamsamen; Sio = Salz.

Hizike, auch Izike, Meeresgemüse (Alge), enthält sehr viel Calcium und Eisen.

Hokkaidokürbis, orangefarbener oder grüner, harter Kürbis, ursprünglich in Japan angepflanzt, jetzt auch in unseren Breiten. Sehr süß und vielseitig verwendbar.

Kanten, Geleespeise mit Agar-Agar (Alge).

Kinpira, mit Öl geschmorter Wurzelgemüseeintopf.

Klettenwurzel, eßbare Wurzel der Klettenwurzel, schmackhaft und stärkend. Bei uns nur wildwachsend.

Kombu, Meeresgemüse (Alge); vor allem beim Kochen von Hülsenfrüchten und Eintöpfen verwendet.

Kuzu oder Kudzu, auch Kouzou, Bindemittel in Form von kleinen, weißen Brocken, die sich schnell in kaltem Wasser auflösen lassen, gewonnen aus einer Wurzel; Lebens- und Heilmittel.

Mirin, Reiswein zum Kochen.

Miso, Gewürzpaste, durch langjährige Fermentierung aus Sojabohnen, Getreide und Salz hergestellt. Eiweiß- und enzymhaltig; von hohem Wert für die Gesundheit. Würze für Suppen und Gemüse.

Mochi, auch Omochi, kräftigende Speise aus süßem Reis, der gekocht und gestampft zu Bällen geformt wird.

Natto, fermentierte Sojabohnen, ein sehr spezielles Gericht.

Nishime, Zubereitungsmethode für Gemüse, das in großen Stücken langsam gedünstet wird.

Nitsuke, Zubereitungsmethode für Gemüse, das in kleinen Stücken kurze Zeit gedünstet wird.

Nori, Meeresgemüse (Alge); wird in dünnen Blättern gehandelt.

Pfeilwurzelmehl, Bindemittel aus Stärke, die aus den Wurzeln der Arrowrootpflanze gewonnen wird.

Reismalz, süßer Sirup, aus Reis hergestellt.

Reis, süßer, Reissorte, die schwerer und süßer ist als der gewöhnliche Reis und für Mochi und Süßspeisen Verwendung findet.

Salzpflaume, s. Umeboshi.

Seitan, Weizengluten, das zusammen mit Sojasauce und Ingwer gekocht wurde.

Sesammus, auch Tahin, Mus aus Sesamsamen.

Shiitake, japanischer Pilz, meist getrocknet im Handel, wirkt entschlackend. Lebens- und Heilmittel.

Shiso, Blätter, die bei der Herstellung der Salzpflaume Verwendung finden. Sie geben die rote Farbe.

Shoyu, Sojasauce, hergestellt aus Sojabohnen und Weizen.

Suribachi und Surikogi, Porzellanmörser mit Keramikrillen, Surikogi ist der Holzstößel dazu.

Tahin, Sesammus.

Takuan, gepökelter weißer Rettich (Daikon genannt), erhältlich im Naturkostladen.

Tamari, Sojasauce; ist kräftiger als Shoyu; sie fällt bei der Herstellung von Miso an.

Taro, auch Albi, eßbare Kartoffelart (stark Yin) aus dem Fernen Osten mit pelziger Haut, innen weiß oder rosa; wird auch für Auflagen zu Heilzwecken verwendet.

Tekka, Gewürz aus verschiedenen Gemüsen und Miso, lange gedünstet. Erhältlich im Naturkostladen. Sparsam verwenden (Yang).

Tempura, Zubereitungsart, Gemüse oder anderes wird in Teig getaucht und fritiert.

Tofu, Sojakäse, aus Sojabohnen gewonnen, eiweißreich.

Umeboshi, japanische Aprikose, auch Salzpflaume genannt, die lange in Salz mit Shisoblättern gepökelt wird. Wertvolles Gewürz und Heilmittel. Macht das Blut basisch.

Wakame, Meeresgemüse (Alge); kurze Kochzeit, wird vor allem für Suppe verwendet.

Suppen

Wenn in der Makrobiotik von Suppe die Rede ist, denkt jeder als erstes an Misosuppe. Miso, im Kapitel III schlicht als Soja-Getreidepaste bezeichnet, ist ein wichtiges Gewürz- und Lebensmittel. In der Suppe dient Miso einerseits als Würze und andererseits als Lieferant von Enzymen, Vitaminen und leicht verdaulichem Eiweiß. Damit die Enzyme ungestört wirken können, kochen Sie bitte Miso in der Suppe nicht mit. Lassen Sie die Suppe nach der Zugabe von Miso nur noch »ziehen«.

Miso wird hergestellt, indem gekochten Bohnen (vorzugsweise Sojabohnen), Getreide und Salz und ein sogenannter Starter hinzugefügt und die Masse anschließend lange gelagert wird. Je länger die Lagerzeit, desto wertvoller das Miso und reifer und süßer sein Geschmack. In unpasteurisierter Form enthält Miso mehr Enzyme und hat einen größeren gesundheitlichen Wert. Verschiedene Arten von Miso sind gebräuchlich:

Gerstenmiso   –   aus Sojabohnen und Gerste mit mildem Geschmack;

Reismiso	–	aus Sojabohnen und Reis, es ist dunkler und hat einen etwas kräftigeren Geschmack als Gerstenmiso;
Sojamiso	–	aus reinem Soja mit strengerem Geschmack, besonders für die Herstellung von Pickles geeignet, aber auch für Suppen;
Shiromiso	–	aus weißem Reis, es hat keinen so großen gesundheitlichen Wert; es wird eher als Würze für Gemüsegerichte und Saucen benutzt.

Darüber hinaus kann Miso als Würzmittel für alle anderen Speisen benutzt werden, wobei es dann öfter mitgekocht wird.

Zur Herstellung einer Misosuppe wird meistens zunächst Gemüse in Wasser gekocht, oder es wird ein sogenannter »Suppenstock« benutzt. Dieser entsteht aus

- Blanchier- oder Kochwasser von Gemüsen,
- Nudelkochwasser,
- extra bereitetem Kochwasser von Kombualge oder Shiitakepilzen,
- aus Kochwasser, in dem Reste gekocht wurden, die beim Gemüseputzen anfallen. Diese Reste können Sie sammeln, in einem Glas im Kühlschrank aufbewahren und eventuell am Abend oder am nächsten Morgen 10 Minuten lang oder länger auskochen.

Zwei hauptsächliche Arten der Misosuppenherstellung werden unterschieden:

1. eine einfache, leichte Art, bei der wenige Gemüse und Meeresgemüse im Wasser oder Suppenstock gekocht werden oder (eine kräftigere Variante) das Gemüse in ganz wenig Öl sautiert wird, bevor Wasser zugefügt wird.
2. Eine dickere, gehaltvollere Suppe, bei der verschiede-

ne Gemüse im Topf gelagert (das leichte unten und das schwere, yangige oben) und knapp mit Wasser bedeckt, gegart werden. Bei der Fertigstellung wird dann der Rest des Wassers dazugegeben.

Wie schon erwähnt, wird Miso erst zum Schluß hinzugefügt, indem es mit etwas Suppenflüssigkeit, zum Beispiel im Suribachi, dem mit Keramikrillen ausgestatteten Mörser, zerrieben und dann unter die Suppe gerührt wird. Danach soll die Suppe nur noch warm stehen und vor dem Servieren etwas »ziehen«, um Gasbildung zu vermeiden.

Misosuppen

Grundrezept

1 Wakame-Alge, ca. 8 cm lang
je 1/2 T hartes Grün vom Lauch, Möhrenstücke, 1 cm dick, Zwiebeln, dünne Halbmonde

4 T Wasser
1 1/2 TL Gerstenmiso

Sie spülen die Wakame unter fließendem Wasser kurz ab. Sie soll in kleine Stücke geschnitten werden. Sie können das sofort mit der Schere tun oder nach dem Einweichen von ca. 3 Minuten mit dem Messer.

Sie legen dann Alge und Gemüse in einen mittleren, nicht zu schweren Topf und gießen das Wasser hinein. Bringen Sie es zum Kochen, und lassen Sie die Suppe ca. 20 Minuten auf kleiner Flamme simmern. Nun pürieren Sie das Miso mit ein wenig Suppenflüssigkeit und geben es zur Suppe. Sie halten die Suppe (eventuell mit Streuplatte auf kleiner Flamme) warm und servieren sie erst nach 10 Minuten.

Nach diesem Grundrezept können Sie mit verschiedensten Gemüsezusammenstellungen Misosuppen herstellen. Hier sind einige Beispiele (jeweils zusammen mit Meeresgemüse: Wakame):

Zwiebel – Sellerie, Möhre – Blumenkohl – Lauch, Rettich – Zwiebel, Brokkoli – Möhre – Zwiebel, Kürbis – Zwiebel

Die Herstellung der kräftigeren Variante mit ein wenig Öl sieht zum Beispiel so aus:

Misosuppe mit Blumenkohl

1 Wakame-Alge, ca. 8 cm lang
je 1/2 T Zwiebeln, in Halbmonde geschnitten, Möhrenstücke, 1 cm dick, Blumenkohlröschen
1/4 Stange Lauch

4 T Wasser oder Suppenstock
2 TL Gerstenmiso

Sie erhitzen das Öl und sautieren darin die Zwiebelscheiben, bis der scharfe Geruch vergeht, fügen dann die Möhrenstücke hinzu und sautieren sie eine Weile mit. Danach gießen Sie 1 Tasse Wasser hinein und bringen es zum Kochen. Auf kleiner Flamme lassen Sie es 5–7 Minuten kochen, fügen dann das restliche Wasser, die Blumenkohlröschen und die abgespülte und kurz eingeweichte, in kleine Stücke geschnittene Wakame zu, bringen das Ganze wieder zum Kochen. Nach weiteren 5 Minuten Köcheln kommt das in Suppenflüssigkeit pürierte Miso dazu und der in feinste Streifchen geschnittene Lauch.

Misosuppe mit geschichtetem Gemüse

1 T Zwiebeln, in Achtel ge-
schnitten
1/2 T Sellerie, in dicke Vier-
tel geschnitten
1 TL weißer Kürbis (Ufo-
form)

4 T Wasser
2 TL Gerstenmiso
1 Blatt Norialge
Petersilie

Sie legen das Gemüse in einen schweren Topf, zuerst den Sellerie, dann die Zwiebeln und danach den Kürbis und fügen soviel Wasser hinzu, daß das Gemüse gerade bedeckt ist (Erläuterung zur Reihenfolge s. a. S. 150). Sie bringen das Ganze langsam zum Kochen und geben nach einer Weile mehr Wasser dazu. Die Suppe *nicht* umrühren. Nach 20–25 Minuten wird der letzte Rest Wasser hinzugefügt, das Ganze wieder zum Kochen gebracht und die Hitze reduziert. Nun fügen Sie das pürierte Miso dazu und lassen die Suppe ziehen. Garnieren Sie sie mit Streifchen aus gerösteter Norialge (s. S. 188) und ein wenig Petersilie.

Kräftigere Suppen, die als Hauptmahlzeit geeignet sind, erhalten Sie, wenn Sie außer dem Gemüse auch Getreide mitkochen, zum Beispiel Hirse, Reis, Gerste oder Buchweizen. Sie verwenden entweder gekochte Getreidereste (a) oder kochen das Getreide frisch (b).

Misosuppe mit Hirse (a)

je 1 T Zwiebelhalbmonde,
Rettichwürfel, ca. 2 cm,
Hokkaidokürbiswürfel
1 T gekochte Hirse

5 T Wasser
je 1 1/2 TL Gersten- und
Reismiso
1/4 T fein geschnittene
Frühlingszwiebeln

Sie kochen das Gemüse in 1 Tasse Wasser fast gar. Dann fügen Sie die Hirse und den Rest des Wassers hinzu und lassen noch ca. 10 Minuten köcheln. Das in Suppenflüssigkeit angerührte Miso dazugeben und die Suppe mit Frühlingszwiebeln garnieren.

Misosuppe mit Buchweizen (b)

1/2 T Weißkohl, fein ge-
schnitten
1/2 T Selleriewürfel, 1,5 cm
1 T dicke Möhrenhalb-
monde
1 mittlere Zwiebel, in dicke
Scheiben geschnitten

2 TL Gersten- oder Reismiso
4 T Wasser
3 EL Buchweizen

Sie rösten den Buchweizen trocken auf mittlerer Flamme, bis er goldbraun ist und duftet.

Das Gemüse, außer dem Weißkohl wird mit 1 Tasse Wasser zum Kochen gebracht. Nach ca. 5–7 Minuten fügen Sie den Buchweizen und den Weißkohl hinzu sowie den Rest des Wassers und lassen die Suppe dann noch ca. 10 Minuten kochen. Zum Schluß geben Sie das pürierte Miso hinein.

Variante: Sie schneiden eine Scheibe Sauerteigbrot in kleine Würfel und rösten diese in ein wenig Sesamöl an. Über die Suppe gestreut, macht diese Zugabe sie zu einer sättigenden Mahlzeit.

Gerstensuppe (b)

1 T Gerste
1 kleine Möhre, in 1 cm-
Würfel geschnitten
1 T Selleriewürfel, 1 cm
1 T Zwiebeln, Halbmonde
1 T geräucherter Tofu in
Würfeln

5 T Nudelkochwasser
1/4 TL Salz
1–2 EL Tamari
Streifen vom gerösteten Noriblatt
1 TL Sesamöl

Sie weichen die Gerste nach dem Waschen für 3–4 Stunden in ca. 2 Tassen Nudelkochwasser ein und setzen sie dann zum Kochen auf. Fügen Sie eine Prise Salz hinzu. Sie legen das Gemüse in einen separaten Topf, bedecken es mit Nudelkochwasser und bringen es mit dem restlichen Salz zum Kochen. Die Gerste sollte 45 Minuten für sich kochen, bevor Sie das fast gargekochte Gemüse hinzufügen und zusammen mit der Gerste noch 10–15 Minuten köcheln lassen. Fügen Sie 5–7 Minuten vor Fertigstellung das Tamari hinzu. Die Tofuwürfel werden währenddessen im Sesamöl leicht angebraten und nach Fertigstellung auf die gefüllten Suppentassen verteilt. Garnieren Sie mit Noristreifchen.

Anmerkung: Natürlich können Sie diese Suppe auch mit klarem Wasser kochen, wenn Sie kein Nudelkochwasser als Suppenstock zur Hand haben. Das Nudelkochwasser macht jedoch diese Suppe schön »rund«.

Reissuppe (a)

2 T gekochter Rundkornreis	Schalottenscheiben oder
1 Kombualge, 5 cm	Frühlingszwiebeln zum Gar-
3 Shiitakepilze	nieren
1/2 T weiße Rettichwürfel	1–2 EL Tamari
4 T Wasser	

Die Kombualge wird nicht gewaschen, sondern nur trocken abgewischt. Sie weichen die Kombualge ca. 8–10 Minuten, die Pilze ca. 20–30 Minuten ein. Das Einweichwasser der Pilze wird mit verwendet und sollte in den 4 Tassen enthalten sein. Sie kochen Kombu und Shiitake ca. 5 Minuten im Wasser und schneiden beides dann in feine Streifen. (Stiele der Pilze werden entfernt.) Dann bringen Sie das Wasser wieder zum Kochen und fügen Kombu, Pilze und den Reis hinzu und lassen alles 30–40 Minuten kochen. In den letzten 5 Minuten geben Sie die Rettichwürfel dazu. Mit Tamari abschmecken und garnieren.

Cremige Suppen

Pastinaken-Suppe

4 T Pastinake, in große	5 T Wasser
Stücke geschnitten	1 Prise Salz
2 T Brokkoliröschen	3 TL Gersten- oder Shiromiso

Sie kochen die Pastinake mit 1 Prise Salz in 2 Tassen Wasser, bis sie sehr weich ist, und pürieren sie im Mixer. Vermischen Sie die Creme mit dem restlichen Wasser, und fügen Sie die Brokkoliröschen hinzu.

Nach 15–20 Minuten Simmern dürfte der Brokkoli weich sein. Würzen Sie mit dem aufgelösten Miso.

Kürbis-Misosuppe

3 T Hokkaidokürbis, in gro-   *3–4 T Wasser*
ße Stücke geschnitten, mit   *1 Prise Salz*
Schale (borkige Stellen ent-   *3–4 TL Shiromiso*
fernt)
1 1/2 TL Kuzu

Hokkaidokürbis ist der harte Herbst- und Winterkürbis, den es in Orange oder Grün auch bei uns in großen Mengen zu kaufen gibt, da er seit längerem hier angepflanzt wird. Die grüne Variante ist oft noch härter und dementsprechend süßer im Geschmack.

Sie kochen den Kürbis in dem Wasser mit Salz in ca. 20 Minuten weich und pürieren ihn dann. Sie lassen die Suppe dann wieder aufkochen und rühren das in etwas kaltem Wasser aufgelöste Kuzu hinein. Lassen Sie sie unter Rühren köcheln, bis die Konsistenz dicker geworden ist. Dann fügen Sie das in ein wenig Suppenflüssigkeit zerriebene Miso hinzu und lassen das Ganze noch ziehen. Sie garnieren die Suppe mit ein paar gerösteten Kürbiskernen, Petersilie oder Schnittlauch.

Klare Suppen

die aus Suppenstock und wenig Einlage hergestellt werden, eignen sich gut zur Einstimmung für ein größeres Mahl.

Shiitake – Klare Brühe

3 T Wasser
2 Shiitakepilze, getrocknet
1/2 T Frühlingszwiebeln,
fein geschnitten

1 Kombualge, ca. 4 cm breit
und lang
1 1/2 EL Tamari

Sie weichen die Pilze ca. 30 Minuten ein und entfernen den harten Stiel. Die Kombualge wird für ca. 10 Minuten eingeweicht. Setzen Sie Pilze und Alge mit dem Wasser zum Kochen an. Lassen Sie alles 15–20 Minuten simmern. Dann schneiden Sie die Pilze in feine Streifen und verteilen sie auf die Suppentassen. Die Kombualge heben Sie für anderweitige Verwendung auf. Die Brühe wird mit Tamari gewürzt und sollte noch einige Minuten simmern. Mit den geschnittenen Frühlingszwiebeln wird die Suppe garniert.
Variante der klaren Brühe: Sie können eine halbe Tasse Glasnudeln mitkochen lassen oder nach Belieben einige feinste Streifchen Kombualge dazugeben.

Klare Gemüsebrühe

4 T Suppenstock
1 Möhre, in Scheiben ge-
schnitten
1 T Tofu, in kleine Würfel
geschnitten
1/2 T Lauch, fein geschnitten

1/2 Noriblatt, geröstet
etwas frischer Ingwersaft

Kochen Sie die Gemüse, jedes für sich, einige Minuten. Danach kochen Sie die Tofuwürfel in dem Suppenstock für höchstens 2 Minuten (er wird sonst zäh). Würzen Sie den Suppenstock nach Belieben mit Tama-

ri oder Shoyu. Sie verteilen die Gemüse in die Suppentassen, übergießen Sie mit dem heißen Suppenstock
und geben jeweils einige Tofuwürfel in die Tassen.
Garnieren Sie mit Streifen des Noriblattes und ein paar
Tropfen Ingwersaft.

Suppen mit Hülsenfrüchten

Wärmende und stärkende Suppen aus Bohnen, die den
Hauptbestandteil einer Mahlzeit ausmachen können,
kennt man auch in der makrobiotischen Küche.

Azukisuppe

1 T Azukibohnen	*5 T Wasser*
1 T Zwiebelhalbmonde	*3 Prisen Salz*
1/2 T Möhrenscheiben	*2 EL Tamari*
1 Kombualge, 5 cm	*kleine Schalottenscheibchen*
	zum Garnieren

Sie lesen die Bohnen aus und waschen sie sorgfältig in
einem Sieb. Weichen Sie sie über Nacht mit 2 Tassen
Wasser und der Kombualge ein, falls Sie das Einweichwasser zum Kochen benutzen wollen. Wenn Sie empfindlich sind gegenüber Gasbildung durch Hülsenfrüchte, verwenden Sie das Einweichwasser nicht und
fügen die Kombu (von Staub mit trockenem Tuch befreien und 15 Minuten vorher einweichen) erst beim
Kochen zu. Sie setzen die Azuki mit dem Einweichwasser oder 2 Tassen frischem Wasser und der Kombu
zum Kochen auf und bedecken den Topf in den ersten
15 Minuten des Kochens nicht. Lassen Sie die Bohnen

auf sehr kleiner Flamme köcheln. Fügen Sie nach und nach bis auf eine 1/2 Tasse das restliche Wasser hinzu, wobei Sie es immer wieder zum Kochen bringen. Schließen Sie den Topf, und lassen Sie die Bohnen zu 80 % weich werden; das braucht je nach Qualität der Bohnen 30–45 Minuten.

Sie legen nun das Gemüse in einen zweiten Topf, geben Salz und 1/2 Tasse Wasser dazu und legen, während Sie es zum Kochen bringen, die Bohnen obenauf. Sie lassen die Suppe nun noch ca. 10–15 Minuten kochen, bis das Gemüse gar ist, und schmecken zum Schluß mit Tamari ab, das noch einige Minuten mitkochen sollte (es würde ungekocht zu Blähungen führen).

Variante I: Statt Möhren und Zwiebeln können Sie harten Winterkürbis (Hokkaidokürbis) verwenden.

Variante II: Ein Teil der Azuki wird püriert und wieder in die Suppe gegeben.

Linsensuppe

1 T kleine grüne Linsen	*4 T Wasser*
2 mittlere Zwiebeln, in	*1/4 TL Salz*
Halbmonde geschnitten	*Petersilie, fein geschnitten*
1 mittelgroße Möhre, in	*evtl. Tamari zum Ab-*
Scheiben geschnitten	*schmecken (ca. 1–2 EL)*
1/4 T Selleriewürfel	

Sie lesen die Linsen aus (es sind oft kleine Steinchen dazwischen), waschen sie. Sie legen das Gemüse in folgender Reihenfolge in einen Topf: zuerst die Zwiebeln, dann den Sellerie, zuletzt die Möhren. Sie sprenkeln die Linsen darüber und gießen das Wasser dazu. Alles zum Kochen bringen und auf kleiner Flamme ca. 45 Minuten köcheln lassen. Die Suppe salzen und weitere

15 Minuten kochen. Tamari, falls hinzugefügt, sollte noch einige Minuten mitkochen.

Variante I: Ein Teil der Linsen wird püriert in die Suppe gegeben.

Variante II: Sie können die Gemüse auch vorher leicht in ganz wenig Öl sautieren und danach die Linsen dazugeben.

Resteverwertung

Suppen aus Hülsenfrüchten und Getreide dürfen, wenn nötig, aufgewärmt werden. Dagegen sollten Gemüsesuppen mit Miso nicht aufgewärmt gegessen werden. Sie haben ihre Heilwirkung dann weitgehend verloren.

Im Sommer schmeckt manchmal ein Rest Suppenbrühe kalt ganz gut. Wenn viel großgeschnittenes Gemüse übriggeblieben ist in der Suppe, kann man dieses im Suribachi oder im Mixer pürieren und mit ein wenig Sesammus oder Öl und einem oder zwei Gewürzen zu einer kalten Sauce verwandeln (ist auch für den Sommer geeignet).

Getreide

Getreide in ganzen Körnern gekocht, macht, wie schon erwähnt, je nach Bedürfnis 50–60 % der makrobiotischen Mahlzeiten aus.

Getreide, das in irgendeiner Weise vor dem Kochen oder sonstigem Verarbeiten zerkleinert wurde, hat dabei schon viel von seiner Energie verloren. Mehlige

Produkte führen außerdem leichter zu Schleimbildungen im Körper. Es ist daher vorteilhaft, den größeren Teil der Getreidemahlzeiten mit ganzen Körnern zuzubereiten.

Wichtig: Kochen im offenen Topf verträgt Getreide nicht! Es büßt dabei ebenfalls Energie ein.

Reis

Folgende Reissorten finden Verwendung:
- Rundkornreis:
  der am meisten verwendete Reis; auf ihn beziehen sich fast alle Rezepte in diesem Buch.
- Langkornreis oder mittellanger Reis (auch Basmati und andere Sorten):
  eine leichtere Art, die im Sommer hin und wieder gekocht wird.
- Süßer Reis:
  eine besonders nährende, etwas schleimiger kochende Art, die sich für süße Speisen und die Herstellung von Mochi (s. Seite 135) eignet.

Reis waschen

Sie füllen den Reis in eine Schüssel und lassen kaltes Wasser einlaufen. Mit einer Hand kneten Sie den Reis sehr sanft, um ihn von Staub und überflüssiger Kleie zu befreien, die empfindlichen Mägen nicht bekommt. Die Körner werden nicht gedrückt, sondern im Wasser nur locker, scheinbar knetend bewegt. Das Wasser färbt sich milchig, Sie gießen es vorsichtig ab und wiederholen den Vorgang, bis es klar bleibt. Sie geben den Reis nun in ein Haarsieb und lassen noch einmal klares Wasser darüber fließen. Nach dem Abtropfen geben Sie den Reis in den Druckkochtopf und fügen das Wasser hinzu.

Reis einweichen

Reis muß zwar nicht unbedingt vor dem Kochen eingeweicht werden, jedoch ist er so viel bekömmlicher, so daß eine Einweichzeit von mindestens 4 Stunden oder über Nacht immer zu empfehlen ist.
Das gilt ebenso für folgende Getreide: Hafer, Gerste, Dinkel, Weizen, Roggen.
Es wird außerdem vermutet, daß durch das Einweichen die Wirkung der Phytinsäure im Getreide verhindert wird, die darin besteht, die Calciumaufnahme im Darm zu blockieren.

Grundrezept I
Reis im Druckkochtopf

2 T Rundkornreis   *2 3/4 T Wasser*
                                    2 Prisen Salz

Nach der Einweichzeit setzen Sie nun den Druckkochtopf aufs Feuer, bringen bei aufgelegtem Deckel den Reis zum Kochen, fügen dann das Salz hinzu und schließen den Deckel. Nach Erreichen des nötigen Drucks schalten Sie die Hitze herunter und legen eine Streuplatte unter den Topf, um ein Anbrennen zu verhindern.
Sie lassen den Reis nun 45 Minuten kochen und schalten dann die Flamme ab. Sie warten, bis der Dampf heruntergegangen ist und der Deckel sich öffnen läßt. Sie können, wenn Sie es eilig haben, auf den Deckel

auch kaltes Wasser fließen lassen, was die Dampfabsenkung beschleunigt. Lassen Sie jedoch nicht den Dampf durch den Deckel entweichen. Der sich absetzende Dampf im Topf bewirkt, daß evtl. festklebende Körner weich werden und der Reis sich mühelos aus dem Topf nehmen läßt. Außerdem geht mit dem Dampf Nährwert verloren. Bevor Sie den Reis aus dem Topf nehmen, rühren Sie vorsichtig den oberen und unteren Teil zusammen, damit der am Boden befindliche, stärker gekochte Anteil mit dem oberen, leichter gekochten gut vermischt wird.

Hier eine kurze Zusammenfassung des Grundrezepts.

1. Reis waschen – sanft und locker mit der Hand, bis das Wasser klar ist, und im Sieb noch einmal überspülen.
2. In den Druckkochtopf geben, Wasser hinzufügen und mindestens 4 Stunden einweichen.
3. Zum Kochen bringen, salzen, den Deckel schließen und nach Erreichen des Dampfes Streuplatte darunterlegen.
4. Nach 45 Minuten vom Feuer nehmen und Druck absenken (Dampf nicht durch Deckel entweichen lassen).
5. Topf öffnen und Reis vorsichtig durchmischen.

Variante: Bei dieser besonders magenfreundlichen Zubereitungsart wird der Reis länger gekocht. Sie setzen den Topf auf kleine Flamme, geben zum Reis Salz und schließen den Deckel. Der Reis wird nun langsam ca. 30 Minuten erhitzt. Danach drehen Sie die Flamme hoch, so daß der Druck ansteigt. Mit dem erreichten Druck reduzieren Sie die Hitze wieder, legen eine Streuplatte unter den Topf und lassen den Reis so 45 Minuten kochen. Sie schalten die Flamme aus und warten 10 Minuten. Dann setzen Sie den Topf noch einmal auf eine große Flamme – gerade so lange, wie

Sie zweimal Luft holen können, und schalten wieder ab. Dies hat den Zweck, die Flüssigkeit, die zum Boden gelaufen ist, verdampfen zu lassen.

Sie können den Reis selbstverständlich auch im normalen Kochtopf kochen. Das bringt Abwechslung, und manche/r schwört sogar auf diese Zubereitungsart:

Grundrezept II
Reis im Kochtopf

2 T Reis   *4 T Wasser*
                             2 Prisen Salz

Der Reis wird gewaschen und eingeweicht wie im Grundrezept und dann in einem schweren Topf mit gut schließendem Deckel zum Kochen gebracht und gesalzen. Nach 2–3 Minuten stellen Sie die Flamme kleiner und lassen den Reis ca. 50 Minuten kochen. Danach sollte der Topf 10 Minuten geschlossen stehenbleiben.

Die Grundrezepte für Reis können Sie nun nach Herzenslust variieren, indem Sie
- weitere Getreidesorten mitkochen,
- anders würzen,
- Nüsse oder Maronen mitkochen bzw. untermischen usw.

Es folgen einige Rezepte zur Anregung.

Variante I

1 1/2 T Reis   *3 T Wasser*
1/2 T Hirse   *2 Prisen Salz*

Wenn Sie den Reis eingeweicht haben, fügen Sie die Hirse erst kurz vor dem Kochen hinzu. Die Hirse wird kurz in lauwarmem Wasser gewaschen.

Variante II

1 T Reis	*2 3/4 T Wasser*
1 T Hafer	*2 Prisen Salz*

Der Hafer darf mit eingeweicht werden. Hafer enthält mehr Fett. Die Mahlzeit wird dadurch sättigender und wärmender.

Variante III

1 1/2 T Reis	*2 3/4 T Wasser*
1/2 T Gerste	*2 Prisen Salz*

Die Gerste wird zusammen mit dem Reis gewaschen und eingeweicht.

Variante IV

2 T Reis	*2 Umeboshipflaumen*
2 3/4 T Wasser	

oder

2 T Reis	*2 EL Shoyu*
1/2 T Zwiebeln, fein ge-schnitten	*2 1/2 T Wasser*
1 TL Sesamöl	

Sie dünsten die Zwiebeln im Öl an, bis der scharfe Geruch verschwunden ist, und geben dann den gewaschenen oder, wenn eingeweicht, auf einem Sieb abgetropften Reis dazu und lassen ihn mit andünsten. Nun würzen Sie mit dem Shoyu und gießen dann nach und nach das Einweichwasser hinein. Weiter kochen nach dem Grundrezept. Sehr schmackhaft und sättigend.

Variante V

2 T Reis   *1 Kombualge, 6 cm*
2 3/4 T Wasser
Die Kombualge liefert diesem Reisgericht zusätzlich
Mineralien. Es ist sehr bekömmlich.

Variante VI

2 T Reis   *2 3/4 T Wasser*
1 T Maronen   *2 Prisen Salz*
Getrocknete Maronen sollten vorher eingeweicht werden. Maronen in Schale ebenfalls über Nacht einweichen, dann läßt sich die Schale und die innere Haut
entfernen.
Sie kochen die Maronen mit dem Reis nach dem
Grundrezept und rühren vor dem Servieren gut um.

Gerösteter Reis

2 T Reis   *2 Prisen Salz*
2 3/4 T Wasser
Sie waschen den Reis wie angegeben und rösten ihn
dann in einer trockenen Bratpfanne ohne Fett, bis er
goldgelb ist. Sie erreichen eine gleichmäßige Röstung,
wenn Sie immer nur eine kleine Menge auf einmal rösten und den Reis vorsichtig mit einem Holzspatel hin
und her schieben. Danach kochen Sie ihn nach dem
Grundrezept. Das ergibt einen leichten, bekömmlichen
Reis und hilft Leuten, die zum Sodbrennen neigen.

Reiscreme

1 T gerösteter Reis   *3 Prisen Salz*
5 T kochendes Wasser

Sie mahlen den gerösteten Reis zu feinem Mehl. Wenn Sie selber noch keine Mühle haben, lassen Sie ihn sich im Naturkostladen mahlen. Das Mehl wird nun ebenfalls wieder geröstet, am besten in einem schweren Topf (ohne Öl) auf mittlerer Flamme, bis es wie Nüsse duftet. Nehmen Sie den Topf vom Herd, und stellen Sie ihn zum Abkühlen auf einen nassen Lappen. Dann gießen Sie 2 Tassen von dem kochenden Wasser dazu, salzen den Brei und rühren dabei kräftig, um Klumpen zu vermeiden. Sie bringen das Ganze wieder zum Kochen und gießen unter Rühren eine weitere Tasse kochendes Wasser dazu. Wenn das verrührt ist, muß der Brei sehr dick sein und sich etwas vom Boden lösen. Sie gießen nun die letzte Tasse Wasser hinein, rühren aber nicht mehr um, schließen den Deckel, setzen den Topf auf eine Streuplatte und lassen den Brei 45 Minuten köcheln. Wenn er fertig ist, rühren Sie gut um.

Cremiger Reis als Morgenbrei

Für den Druckkochtopf:
2 T Reis, in 4 T Wasser eingeweicht
2 T Wasser zusätzlich
2 Prisen Salz
Nach dem Grundrezept 50–55 Minuten kochen.

Für den normalen Topf:
2 T Reis, in 4 T Wasser eingeweicht
3 T Wasser zusätzlich
2 Prisen Salz

Nach dem Grundrezept 1 1/2 Stunden kochen. Nach diesem Rezept können Sie verschiedene Getreidebreis kochen, auch mit gemischten Getreiden.

Mochi

Mochi (gesprochen: Motschi) besteht aus gestampftem, süßem Reis und ist eine sehr nährende, vielseitig verwendbare Speise. In Naturkostläden, die makrobiotische Zutaten führen, sind getrocknete Mochi in kleinen Klötzchen erhältlich.

Diese Klötzchen können Sie in Stücke schneiden und als Suppeneinlage verwenden oder in größere Scheiben geschnitten in der geölten Pfanne backen. Sie blähen sich dann auf und sind als Beilage verwendbar. Sie können sie auch im Backofen backen, bis sie knusprig sind.

Im Frühling werden sie gern mit Beifuß hergestellt. Beifuß enthält viel Eisen, und zusammen mit den Mochis, die sehr eiweißhaltig sind, ergibt das eine sehr nahrhafte Speise. Sie wird zum Beispiel stillenden Müttern empfohlen, da sie die Milchproduktion anregt.

Mochi kann man natürlich auch selbst herstellen. Der süße Reis wird lange eingeweicht, im Dampfdrucktopf gekocht und dann mit einem Holzstößel lange gestampft und geknetet. Danach muß der Teig trocknen oder über Dampf gekocht werden.

Es gibt dazu unterschiedliche Rezepte. Da die eigene Herstellung von Mochi relativ zeitaufwendig ist, bin ich davon ausgegangen, daß beim Einstieg in das makrobiotische Kochen zunächst andere Rezepte im Vordergrund stehen werden, und habe auf die Schilderung der Herstellung hier verzichtet. Sie ist in den verschiedenen großen makrobiotischen Kochbüchern zu finden (siehe Literaturliste).

Hirse

Hirse ist das einzige Getreide, das bei der Verdauung in unserem Körper nicht säurebildend ist. Mit ihren kleinen Körnern ist sie relativ yang und wird nach dem Kochen, wenn sie erkaltet, leicht trocken. Deshalb ist es gut, sie mit saftigen Gerichten zusammen zu servieren, zum Beispiel mit Sauce und Gemüse in Sauce.

Grundrezept

2 T Hirse   *2 Prisen Salz*
4 T kochendes Wasser

Im Dampfkochtopf: Sie entfernen etwaige Steinchen aus der Hirse und waschen sie kurz und gründlich unter fließendem, lauwarmem Wasser. Das lauwarme Wasser verhindert den leicht bitteren Geschmack der fertig gekochten Hirse. Sie geben die Hirse in das kochende Wasser, fügen das Salz hinzu und kochen sie unter Druck 20 Minuten. Lassen Sie den Druck von selbst herunterkommen.

Im normalen Kochtopf: Sie waschen die Hirse, lassen sie dann abtropfen und rösten sie in einer trockenen Pfanne, bis sie goldgelb sind. Geben Sie sie dann in das kochende Wasser und lassen Sie sie 30–40 Minuten kochen und danach noch 10 Minuten stehen. Das Rösten der Hirse verhindert das Zusammenkleben.

Hirsebrei

2 T Hirse   2 EL Maiskeimöl
4 T Wasser   2 Prisen Salz

Sie kochen die Hirse, wie im Grundrezept angegeben, im Druckkochtopf, allerdings 30 Minuten. Sie warten 3–5 Minuten und lassen dann den Druck mittels kaltem Wasserstrahl, den Sie auf den Deckel richten, herunterkommen. Sie öffnen den Topf, fügen das Maiskeimöl hinzu und setzen den Topf noch einmal auf kleine Flamme. Nun pürieren Sie die Hirse mit dem Mixstab zu Brei. Sie können auch einen Stampfer verwenden und danach den Brei mit einem Holzlöffel cremig schlagen.

Warm gegessen ist dieser Brei eine köstliche Beilage, zum Beispiel im Herbst zu einem Kürbis-Zwiebelgericht, s. S. 152.

Hirse mit Hokkaidokürbis

2 T Hirse   2 T Kürbisstücke
5 T Wasser   3 Prisen Salz

Sie waschen die Hirse wie angegeben. Der Kürbis wird aufgeschnitten, und mit einem Eßlöffel entfernen Sie sein Inneres, soweit es weich ist. (Es ergibt einen guten Suppenstock.) Von der Schale des Kürbis entfernen Sie nur die rauhen oder verbildeten Teile, er bleibt sonst ungeschält.

Sie geben Hirse, Kürbisstücke und Wasser in den Druckkochtopf, salzen und schließen den Deckel. Die Kochzeit beträgt unter Druck 30 Minuten. Nachdem der Druck abgesunken ist, öffnen Sie den Topf und verrühren vorsichtig die Hirse mit dem Kürbis, so daß er zur Hälfte breiig wird, aber noch einige Stücke erhalten bleiben.

Gerste

Es gibt die härteren (Nacktgerste) und die weicheren, geschälten Gerstensorten. Die härteren sollten mindestens 8 Stunden eingeweicht werden, jedoch auch die weicheren Sorten sind bekömmlicher, wenn sie wenigstens 3–4 Stunden eingeweicht wurden. Gerste als Getreide allein schmeckt manchen Menschen etwas fade; deshalb mischt man sie gern mit anderen Getreidesorten, zum Beispiel mit Reis oder Hafer.

Gersten-Morgenbrei mit Hafer

1 T Gerste	*6 T Wasser*
1/2 T Hafer	*3 Prisen Salz*

Das Getreide waschen und in 3 Tassen Wasser abends einweichen. Am Morgen das restliche Wasser hinzufügen und im Druckkochtopf aufsetzen. Zum Kochen bringen, das Salz hinzufügen und unter Druck 1 Stunde kochen lassen. Stehen lassen, bis der Druck sich gesenkt hat. Mit gerösteten, gehackten Mandeln bestreuen.

Variation: 2 EL Rosinen mitkochen lassen.

Süßes Gerstenfrühstück

1 1/2 T geschälte Gerste	*2 EL Rosinen*
3 1/2 T Wasser	*2 EL Reismalz*
2 Prisen Salz	
1 EL geröstete Mandeln	

Rösten Sie die Gerste trocken in der Pfanne auf mittlerer Flamme, bis sie nußig duftet und gleichmäßig goldbraun ist. Bringen Sie das Wasser zum Kochen, und fügen Sie Gerste und Salz hinzu. Dann stellen Sie die Flamme klein und geben Rosinen und Reismalz dazu. Das Ganze sollte 1–1 1/2 Stunden auf kleiner Flamme mit Flammenverteiler köcheln.
Servieren Sie mit kleingehackten, gerösteten Mandeln.

Buchweizen

Buchweizen ist eigentlich kein Getreide, sondern der Samen eines Strauches. Buchweizen ist sehr yang und als gekochtes Gericht sehr wärmend und somit gut für den Winter geeignet, aber auch als Stärkung nach schwerer körperlicher Betätigung.

Buchweizen mit Gemüse (Kasha)

2 T Buchweizen	*3 Prisen Salz*
4 T Wasser	*1 TL Sesamöl*
je 1/2 T Zwiebeln und Möhren, sehr fein geschnitten	

Sie rösten den Buchweizen in einer trockenen Pfanne hellbraun. Sie erhitzen das Öl und lassen die Zwiebeln darin glasig werden. Dann geben Sie die Möhren dazu und lassen beides zugedeckt ein paar Minuten dünsten, bis die Möhren nahezu weich sind. Rühren Sie öfter um. Dann kommt der Buchweizen dazu und wird kurz mitgedünstet, bevor Sie 2 Tassen Wasser dazugießen. Lassen Sie alles aufkochen und geben dann den Rest des Wassers dazu. Den Topf schließen und das Gericht ca. 30 Minuten auf kleiner Flamme mit Flammenverteiler kochen lassen.

Variation: Statt Möhren können Sie auch fein geschnittenen Weißkohl verwenden.

Fritierte Buchweizenbällchen

1 T Buchweizen
1 TL Pfeilwurzelmehl
2 T Wasser
2 Prisen Salz

Sesamöl zum Fritieren
1 EL Tamari
1 TL frisch geriebener Ingwer

Sie mahlen den Buchweizen zu Mehl. Er läßt sich sehr leicht mahlen, zum Beispiel auch in einer alten Handkaffeemühle.

Dann füllen Sie Sesamöl 4 cm hoch in eine Friteuse oder in einen tieferen, schweren Topf, der sich zum Fritieren eignet. Während das Öl heiß wird, mischen Sie Buchweizenmehl, Pfeilwurzelmehl, Salz und Wasser zu einem Teig.

Zu den nötigen Vorbereitungen für das Fritieren s. S. 158. Sie lassen nun mit dem Teelöffel Teig in das siedende Öl gleiten und wenden die Bällchen mit Kochstäbchen, damit sie auf beiden Seiten schön goldgelb bis braun werden. Im Sieb abtropfen lassen und dann auf saugfähiges Papier legen.

Mischen Sie Tamari mit dem geriebenen Ingwer und 1–2 EL Wasser. Diese Mischung wird auf die fritierten Bällchen geträufelt, die dadurch bekömmlicher werden.

Wenn der Ingwer sehr frisch und jung ist, können Sie ihn mit Schale reiben. Ist er knorrig und älter, entfernen Sie die Schale, drücken den Saft aus und verwenden nur diesen.

Couscous

2 T Couscous	*1 TL Sesamöl*
2 T kochendes Wasser	*2 Prisen Salz*

Couscous ist ein Weizenprodukt, das ein sehr leichtes Sommergericht ergibt. In Nordafrika wird Couscous sehr oft gegessen; am besten schmeckt dort der von Hand gerollte Couscous. Bei uns wird er natürlich maschinell hergestellt.

Sie geben den Couscous in einen schweren Topf und rösten ihn auf mittlerer Flamme kurz trocken an, bevor Sie das Öl dazugießen. Wenn der Couscous goldgelb ist, fügen Sie das kochende Wasser und das Salz dazu, bedecken den Topf und lassen alles 10 Minuten auf kleiner Flamme kochen. Nach Abschalten des Feuers lassen Sie den Topf noch 10 Minuten geschlossen stehen, bevor Sie servieren.

Vollkornnudeln

Es werden alle Arten von Nudeln aus Vollkornmehl verwendet, ebenso Nudeln aus Buchweizenmehl, Soba genannt, und andere japanische Nudeln.

Dazu einige Hinweise: Es ist ratsam, die auf den Packungen angegebenen Kochzeiten für Vollkornnudeln wesentlich zu verlängern, da die Nudeln bekömmlicher sind, wenn sie nicht zu sehr »al dente« zubereitet werden.

Japanische Nudeln sind schon gesalzen, so daß das Kochwasser ungesalzen bleiben kann.

Nudeln sind bekömmlicher als Brot, da sie weicher sind und im allgemeinen mit viel Flüssigkeit, wie Sauce oder Suppe, gegessen werden.

Weizenbandnudeln oder Udon-Nudeln in klarer Suppe

250 g Bandnudeln oder Udon (japanische Weizennudeln)

klare Suppe nach Rezept auf S. 124

Kochen Sie die Nudeln: die Udon-Nudeln nach Packungsvorschrift und die Bandnudeln nur etwas länger als vorgeschrieben – sie dürfen noch etwas fest sein. Füllen Sie die Suppentassen jeweils mit einer Portion Nudeln, und geben Sie die heiße Suppe darüber. Dieses Gericht eignet sich als kräftige Zwischenmahlzeit im Sommer.

Buchweizennudeln mit Shiitake-Zwiebelsauce

250 g Buchweizennudeln
4 getrocknete Shiitakepilze
1/2 T Zwiebeln, feine Würfel
1 TL Kuzu

1 EL Sesamöl
1 T Wasser
1 EL Reismiso

Sie kochen die Nudeln nach Vorschrift. Wenn Sie sie sofort servieren, brauchen sie nicht abgeschreckt zu werden. Die Shiitake werden ca. 30 Minuten eingeweicht; das Einweichwasser wird für die Sauce verwendet. Die Stiele der Pilze entfernen. Das Öl erhitzen und die Zwiebeln darin glasig dünsten. Die in feine Streifen geschnittenen Pilze dazugeben und eine Weile mitdünsten. Nach und nach unter Rühren das Wasser zugießen und die Sauce bei zugedecktem Topf 10 Minuten köcheln lassen. Das Miso mit etwas Saucenflüssigkeit verrühren und 3–5 Minuten mitkochen. Hier wird es als Würze verwendet und darf mitkochen. Das Kuzu in wenig kaltem Wasser lösen und unter Rühren in die kochende Sauce geben. Diese muß kochen, bis sie klar ist.

Buchweizen-Pfannkuchen

1 T feines Buchweizenmehl   *Maiskeimöl zum Braten*
1 3/4 T Wasser
3 Prisen Salz
Die Zutaten zu einem glatten Teig verrühren und 4–5 dünne Pfannkuchen backen. Diese Pfannkuchen eignen sich gut als Beilage oder werden mit Gemüse oder Linsen gefüllt.

Brot

Brot wird in der makrobiotischen Kost nicht so oft gegessen wie in der herkömmlichen. Brot saugt sehr viel von der vorhandenen Flüssigkeit im Magen auf – die Folge ist Durst, und die fortwährende Notwendigkeit, den Ausgleich herzustellen, ist unharmonisch. Ein zweiter Grund, nicht soviel Brot zu essen, ist die starke Verschleimung, die gebackenen und Mehl-Produkten nachgesagt wird.
Brot ist manchmal die Lösung für eine schnelle Mahlzeit oder großen Hunger. Man kann die Trockenheit

des Brotes sozusagen aufweichen, indem das Brot vorher über Wasserdampf gedämpft wird. Es wird dadurch nicht etwa glitschig, sondern angenehm weich und bekömmlich. Zu empfehlen ist Brot aus Vollkornmehl oder -keimen, das mit natürlichem Sauerteig hergestellt wird. Mit Hefe hergestellte Backwaren sollten Sie möglichst meiden – sie haben viele Nachteile. Unter anderem fördern sie Pilzbefall im Darm.

Ohsawa-Brot

Dies ist ein leichtes Brot ohne jegliches Treibmittel, das Sie ab und zu in den Speiseplan einbauen können.

2 1/2 T Weizenmehl (nach Belieben Vollmehl oder Typ 1050)
1 1/2 T Hirsemehl
1 T Reismehl

5 EL Maiskeimöl
1/2 TL Salz
3-4 T Wasser

Sie mischen die Mehlsorten mit Salz und Öl gut durch. Dann geben Sie das Wasser dazu und rühren kräftig. Der Teig sollte nicht fest, sondern eher weich und gut rührbar sein. In eine gefettete Kastenform geben und im vorgeheizten Backofen bei 200° eine gute Stunde backen.

Resteverwertung

Morgenbrei

3 T gekochtes Getreide

3 T Wasser, eventuell auch Nudelkochwasser

Sie mischen Getreide und Wasser und lassen es auf kleiner Flamme für 30–40 Minuten köcheln. Wie bei allen Morgenbreis schmecken geröstete Kerne gut dazu.

Getreidebratlinge

3 T Getreidereste
1 TL Sesam- oder Maiskeimöl
2 EL Tamari oder 1 EL Gerstenmiso
1 TL Pfeilwurzelmehl

1/2 T Zwiebeln, fein ge-
schnitten
frische oder getrocknete
Kräuter nach Geschmack
(Bohnenkraut, Schnittlauch,
Basilikum, Frühlingszwie-
beln, Thymian u. a.)
Öl zum Anbraten

Sie mischen alle Zutaten und formen aus dem Teig kleine Bouletten. Hält der Teig nicht gut zusammen, geben Sie eine kleine Menge Weizenmehl dazu. Sie wenden die Bouletten kurz in ein wenig Pfeilwurzel-mehl und braten sie in heißem Öl auf beiden Seiten goldbraun.

Variationen: Sie geben zum Teig wahlweise
1/2 T kleine Möhrenwürfel, vorher in etwas Öl sautiert,
2 EL geröstete Sonnenblumenkerne,
1 TL feingehackten Knoblauch, vorher in etwas Öl sau-
tiert.

Gemüse

Die Vorbereitung

1. Gemüse waschen und putzen: Bürsten Sie zunächst den Schmutz ab und schneiden schlechte Stellen heraus. Dann legen Sie das Gemüse in eine tiefe Schüssel mit Wasser und bürsten es sanft und schnell sauber. Es sollte nicht lange im Wasser liegen. Geschnitten wird das Gemüse erst kurz vor der Verwendung. Die Schneidetechniken sind im einzelnen auf S. 101 erläutert.

   Wenn Sie rundes Gemüse schneiden, achten Sie darauf, von oben nach unten zu schneiden, damit jedes geschnittene Stück vom Kopf und vom Wurzelende etwas mitbekommt. So entstehen Zwiebelhalbmonde, die Sie dick oder dünn schneiden können.

2. Spülen Sie Brett und Messer, wenn Sie eine Sorte Gemüse geschnitten haben, unter fließendem Wasser ab, damit Energie und Geruch getrennt bleiben.

3. Benutzen Sie alle Teile des Gemüses, die oberen und die unteren, zum Beispiel das Grün von Möhren, Rüben und Rettich und die feinen Wurzeln der Frühlingszwiebeln und des Porrees, die wirksam sein sollen gegen Darmparasiten.

   Schälen Sie kein Gemüse, entfernen Sie nur die holzigen Teile, die Sie für einen Suppenstock verwenden können.

Die verschiedenen Gemüse einer Mahlzeit sollten in unterschiedlichen Kochstilen zubereitet werden. Es wäre langweilig, alle Gemüsesorten im selben Kochstil zuzubereiten, so wie wir auch nicht nur eine Sorte Gemüse zu einer Mahlzeit servieren.

Grünes Gemüse, das unter anderem viel Eisen enthält und zur Blutbildung einen wichtigen Beitrag leistet, sollte ungefähr die Hälfte des Gemüseanteils ausmachen. Vor allem im Winter darf man es nicht über den vielen Wurzelgemüsen vergessen.

Der folgende Rezeptteil für Gemüse ist aufgeteilt in die verschiedenen Zubereitungsmethoden mit Rezeptbeispielen.

Blanchiertes Gemüse

Der Sinn des Blanchierens ist, das Gemüse bekömmlicher zu machen, als es Rohkost ist, und doch so viele Inhaltsstoffe wie möglich zu bewahren.

Grundrezept

2 T Wasser
1 Prise Salz

2 T Gemüse, fein geschnitten oder in nicht zu große Stücke

Sie bringen das Wasser mit dem Salz zum Kochen, legen eine Sorte Gemüse hinein und sorgen für Erhalt der Temperatur. Nach dem Wiederaufkochen sollte das Gemüse nur 1/2 bis höchstens 2 Minuten je nach Dicke mitkochen. Dann holen Sie das Gemüse heraus und servieren es entweder warm oder spülen es unter fließendem kalten Wasser ab, wodurch es seine frische Farbe behält. Wenn Sie mehrere verschiedene Gemüsesorten blanchieren, wiederholen Sie den Vorgang separat für jede Sorte. So behält jedes Gemüse seinen typischen Geschmack. Das Wasser verwenden Sie als

Suppenstock. Blanchiertes Gemüse gibt den Mahlzeiten einen erfrischenden Aspekt und liefert viel Flüssigkeit. Einige Beispiele:

- 2 T Brokkoliröschen in 2 T Salzwasser blanchieren und zum Frühstücksbrei warm servieren.
- 2 dicke Schreiben weißen Rettichs pro Person blanchieren und warm zur Hauptmahlzeit reichen (Rettich entwässert sehr stark und hilft, Gifte auszuscheiden; er sollte nur in kleinen Mengen gegessen werden);
- 2 T Porreestücke vom weißen Teil der Stange blanchieren, unter kaltem Wasser spülen; auf die Portionen einen Klecks cremige Miso-Tahinsauce geben.

Weitere Gemüse, die sich gut zum Blanchieren eignen, sind Rettichgrün, Radieschengrün, Löwenzahnblätter, Wirsing und Chinakohl.

Gedämpftes Gemüse

Zum Dämpfen von Gemüse benutzen Sie entweder einen Gemüsedämpfer oder einen emaillierten Durchschlag, den Sie in einen passenden Topf hängen können. Der Topf wird mit ca. 3 cm Wasser gefüllt, das zum Kochen gebracht wird. Sie streuen 2–3 Prisen Salz in das Wasser. Sie legen das Gemüse in das Sieb und schließen den Deckel. Die Dämpfzeit richtet sich nach Dicke und Konsistenz des Gemüses. Es sollte noch knackig sein. Das Wasser benutzen Sie als Suppenstock.

Viele Gemüsesorten eignen sich gut zum Dämpfen, zum Beispiel das Grün von Rettich, Möhre und Rübe, Brunnenkresse, Porree, Grünkohl – also die zarteren, grünen Gemüse. Aber auch Brokkoli, Rosenkohl, Wirsing und Blumenkohl schmecken gedämpft sehr gut. Dämpfen ist eine leichte Art der Zubereitung, eher in der wärmeren Jahreszeit und im Herbst als im Winter geeignet, wo man das herzhafte, länger gekochte Gemüse vorzieht. Kleine gedämpfte Beilagen passen aber auch dazu, zum Beispiel:

Gedämpfter Grünkohl

2 T gewaschener, kleingeschnittener Grünkohl
Die Dämpfzeit beträgt hier ca. 20 Minuten. Dazu paßt dann ein wenig Ume-Dressing (s. S. 191).

Gedämpfte Radieschen

1 Bund kleiner, gleichmäßig großer Radieschen mit frischem Grün
Die Radieschen werden mit dem Grün zusammen gedämpft und sollten noch knackig sein.

Gekochtes Gemüse

Beim Kochen von Gemüse ist darauf zu achten, daß man nicht zuviel Wasser nimmt, in das die wertvollen Stoffe abwandern, und des weiteren auch nicht zuviel Salz. Wenige Prisen Salz genügen vollkommen zum Kochen.
Einige Gemüsesorten schmecken gekocht besonders gut, zum Beispiel Rosenkohl, Kürbis, Möhren oder Blumenkohl.

Rosenkohl

2 T Rosenkohl   1 Prise Salz
2 T Wasser

Sie bringen das Wasser zum Kochen, fügen Salz und Gemüse dazu und lassen es auf kleiner Flamme in ca. 10 Minuten gar kochen. Das Wasser verwenden Sie als Suppenstock.

Zum Gemüse kann dann eine Sauce bereitet werden, oder man fügt es in ein Hauptgericht mit anderen saftigen Elementen ein.

Gemüseeintopf (Nishime)

1 1/2 T Zwiebelstücke oder   1/2 T Wasser
kleine, ganze Zwiebeln   1 Kombualge, 8 cm
1 1/2 T Weißkohl, grob ge-   1 Prise Salz
schnitten   1 EL Tamari
1 T Möhrenstücke, Roll-
schnitt

Das Gemüse wird übereinander geschichtet in den Topf gegeben, und zwar dasjenige zuunterst, das am meisten Yin ist, und folgerichtig das am meisten yangbetonte obenauf. Der Sinn dieser Anordnung liegt darin, daß das yin-betonte Gemüse durch die Nähe zur Hitze am meisten yangisiert wird und so ein guter Ausgleich entsteht. Das Gemüse wird durch diesen Kochvorgang sehr süß.

Wichtig ist, den Kochvorgang nicht zu stören, also den Deckel zwischendurch nicht abzunehmen.

Die Kombualge wird nicht gewaschen, sondern mit einem Tuch von Staub befreit. Sie weichen die Kombualge 10 Minuten ein und geben sie dann mit dem Ein-

weichwasser in einen schweren Topf. Darauf legen Sie nun das Gemüse, zuerst den Kohl, dann die Zwiebeln und danach die Möhrenstücke. Das Gemüse salzen und den Topf schließen. Lassen Sie das Ganze nun aufkochen und stellen dann die Flamme kleiner. Abhängig von der Gemüsegröße wird der Eintopf nun 15–30 Minuten geköchelt. Der Saft des Gemüses sorgt für genügend Flüssigkeit. Nach beendeter Kochzeit geben Sie das Tamari über das Gemüse und schütteln den Topf kräftig. Sie holen die Kombualge heraus und, falls sie weich ist, fügen sie kleingeschnitten dem Gemüse wieder zu. Wenn nicht, heben Sie sie für andere Gerichte auf.
Das Gemüse kann mit oder ohne die Kochflüssigkeit serviert werden.

Weitere Kombinationen für einen Schichttopf:
- Porree, Rettich, Kürbis
- Rettich und Shiitakepilze
- Zwiebeln, Möhren, Klettenwurzeln
Klettenwurzeln sind bei uns fast nur wildwachsend zu bekommen. Sie sind ein sehr kräftigendes Wintergemüse und haben einen wunderbaren Geschmack. Wer einen Garten hat, sollte sie anpflanzen.

Blumenkohl mit Mochisauce

1 mittelgroßer Blumenkohl	*1 EL Sesamöl*
2 Mochiklötze, fein geschnitten	*1 Prise Salz*
	etwas geriebene Muskatnuß
1 EL Shiromiso	*1/2 TL geriebener Ingwer*

Sie waschen den Blumenkohl und kochen ihn in wenig Wasser und Salz gar.

151

Die Mochiklötze in einer Pfanne im erwärmten Öl langsam unter Rühren erhitzen. Wenn sie zu fließen beginnen, mit dem Blumenkohlkochwasser nach und nach verdünnen, so daß eine sämige Sauce entsteht. Kurz köcheln lassen, dann Miso, Muskatnuß und Ingwer dazugeben. Sie lassen die Gewürze kurz mitkochen und geben dann die Sauce über den Blumenkohl.

Zwiebel-Kürbis

1 T dicke Zwiebelhalbmonde	*1 EL Shiromiso*
2 1/2 T Hokkaidokürbis,	*1 1/2 T Wasser*
dicke Stücke	*1/2 TL Salz*

Sie setzen das Gemüse mit dem Salz und 1 Tasse Wasser zum Kochen an, verrühren das Miso mit 1/2 Tasse Wasser und geben es zu dem Gemüse. Lassen Sie es 30–40 Minuten auf kleiner Flamme köcheln, bis Kürbis und Zwiebeln sehr weich sind. Richten Sie das Gemüse so oder mit einer Sauce aus der Kochflüssigkeit – mit etwas Kuzu angedickt – an. Die Kochflüssigkeit können Sie auch für die nächste Suppe verwenden.

In Öl gedünstetes Gemüse

Wenn Sie Gemüse mit Öl zubereiten, ergibt das sehr schmackhafte und sättigende Mahlzeiten. Achten Sie bitte darauf, nie zuviel Öl zu verwenden – das Gemüse wird schwer verdaulich. Zum Dünsten oder Sautieren, wie diese Zubereitungsart auch genannt wird, genügen meist je nach Menge des Gemüses 1–2 TL Öl.
Fein geschnittenes Gemüse können Sie in Öl ohne

Wasser gar dünsten, ebenso Gemüse, das selbst Wasser abgibt. Größere Gemüsestücke und Gemüse, das selbst Wasser aufsaugt, brauchen etwas Wasserzugabe. Ein beliebtes Gemüsegericht im Winter ist ein geschmorter Wurzeleintopf, von den Japanern Kinpira genannt, bei dem zum Schluß gern bei offenem Deckel der Gemüsesaft noch ein wenig eingekocht wird. Das schmeckt dann besonders süß und wirkt sehr stärkend. Fast alle anderen gedünsteten Gemüsegerichte heißen japanisch Nitsuke. Diese Bezeichnungen werden Ihnen in den Kochbüchern hin und wieder begegnen.

Sie können die Gerichte auch ohne Öl zubereiten, mit nur wenig Wasser, falls Sie eine Weile wenig oder kein Fett essen oder, zum Beispiel im Sommer, ein möglichst leichtes Gericht zubereiten wollen.

Anmerkung: Öl ist zu heiß, wenn es raucht.

Gemüsetopf im Spätsommer

1 1/2 T dicke Zwiebelhalbmonde
1 1/2 T Möhrenscheiben,
1 1/2 cm
1 1/2 T geschnittene grüne Bohnen

1 TL Sesamöl oder Olivenöl
1 EL Tamari
1/2 T Wasser
1 Prise Salz

Sie lassen das Öl in einem schweren Topf heiß werden und dünsten zuerst die Zwiebelscheiben darin an. Sie schieben die Zwiebeln zur Seite, dünsten die Bohnen an und verfahren so auch mit den Möhren. Sie streuen die Prise Salz ein, rühren vorsichtig einmal um und gießen das Wasser hinein, das gerade den Boden bedecken soll. Sie schließen den Topf und lassen das Gemüse auf kleiner Flamme 10–15 Minuten kochen. Es soll zart, aber nicht zu weich sein. Zum Schluß schmecken Sie mit Tamari ab und lassen noch 2–3 Minuten köcheln. Vorsichtig umwenden.

Gemüsetopf Kinpira mit Klettenwurzeln

je 1 1/2 T Klettenwurzeln   *3 Prisen Salz*
und Möhren, in Streichholz-   *1 EL Gerstenmiso*
form geschnitten   *1–3 EL heißes Wasser*
1 EL Sesamöl

In einem schweren Topf dünsten Sie die Klettenwurzeln in dem Öl zugedeckt an. Sie fügen die 3 Prisen Salz nacheinander im Abstand von 3–5 Minuten zu und rühren jedesmal um.
Dann dünsten Sie die Möhren mit an und lassen das Ganze auf kleiner Flamme 10–15 Minuten schmoren. Sind die Klettenwurzeln dann noch nicht zart, fügen Sie vorsichtig 2 EL heißes Wasser hinzu, rühren aber nicht und lassen noch weiterköcheln, bis die Klettenwurzeln weich sind. Sie verrühren das Miso mit 1 EL heißem Wasser und verteilen es auf dem Gemüse. Es sollte dann noch 5 Minuten zugedeckt köcheln, bevor Sie den Deckel öffnen und den Saft einige Minuten verkochen lassen.
Variation: Zum Schluß den Saft von 1 TL Ingwer, gerieben und mit der Hand ausgepreßt, zufügen.

Gedünstete Möhren

3 T Möhren, Streichholzform   *1 EL Sesamöl*
2 Prisen Salz   *3 EL Wasser*
                             1 TL Shoyu

Sie erhitzen das Öl und lassen die Möhren im zugedeckten Topf ca. 10 Minuten dünsten. Dann fügen Sie Salz und Wasser hinzu und lassen sie weiterkochen, bis sie gar sind (ca. 15 Minuten). Sie geben Shoyu dazu und lassen es kurz ziehen.

Gedünstete Zwiebeln

8 kleine Zwiebeln　　　　　*1 EL Umepaste oder 2 Salz-*
1 T Wasser　　　　　　　*pflaumen*
　　　　　　　　　　　　2 Prisen Salz

Sie schälen die Zwiebeln und schneiden sie je nach Größe 4- oder 6mal im Sternmuster von oben nach unten ein, jedoch nicht ganz durch. Dann setzen Sie sie in einem Topf mit breitem Boden nebeneinander, gießen das Wasser hinein und salzen. Bringen Sie das Wasser zum Kochen und lassen alles 20 Minuten auf kleiner Flamme köcheln. Die Zwiebeln öffnen sich. Wenn sie gar sind, verrühren Sie die Umepaste oder die Pflaumen mit etwas Kochflüssigkeit und verteilen diese Sauce über die Zwiebeln. Bei geschlossenem Topf noch etwas köcheln lassen.

Sautierter Chinakohl

8–10 Blätter Chinakohl　　　*1 EL Olivenöl*
　　　　　　　　　　　　1 EL Tamari
　　　　　　　　　　　　1 EL Reisessig

Sie waschen die Kohlblätter und schneiden sie der Länge nach in feine Streifen. Danach schneiden Sie jeweils einmal quer, so daß Sie ca. 10 cm lange Streifen haben. Die dicken Enden eventuell etwas nachschneiden.

Öl, Tamari und Reisessig mischen und in einer schweren Pfanne erhitzen. Dann geben Sie rasch die Kohlstreifen hinein und wenden sie vorsichtig in der heißen Flüssigkeit hin und her, bis alles von Flüssigkeit überzogen ist. Sie lassen den Kohl unter vorsichtigem Wenden noch 2–3 Minuten auf mittlerer Flamme dünsten und servieren ihn heiß.

Gedünsteter Weißkohl mit Mungbohnensprossen

3 T Weißkohl, sehr dünn geschnitten
2 Mungbohnensprossen

1 EL Olivenöl
3 Prisen Salz

Sie waschen die Sprossen und dünsten sie kurz in dem heißen Öl. Dann drehen Sie die Flamme klein, geben die Sprossen in eine Schale, drehen die Flamme wieder hoch und dünsten den Kohl einige Minuten. Dann salzen Sie und dünsten ihn fast weich. Sie mischen die Gemüse zusammen und servieren sie sofort.

Gedünsteter Brokkoli

2 T Brokkoliröschen
1 T Brokkolistiele, in dicke
Scheiben geschnitten

1 EL Sesamöl
3 Prisen Salz
1 TL Shoyu

Sie erhitzen das Öl und sautieren zunächst die Stiele im geschlossenen Topf. Rühren Sie ab und zu um. Wenn die Stiele eine hellere Farbe annehmen, legen Sie die Röschen dazu, dünsten beides 10 Minuten und rühren ab und zu. Dann mit Salz und Shoyu würzen und wieder rühren. Nach ca. 10 Minuten die Flamme kleiner drehen und den Brokkoli gar dünsten. Vorsicht beim Auftragen – er ist sehr zart und zerfällt leicht.

Gedünsteter Rotkohl

1 kleiner Rotkohl	2 kleine Äpfel
1/2 T Zwiebeln, dünn ge-schnitten	1/2 T Rosinen
	1 Prise Salz
1 EL Olivenöl	1/4 TL gemahlene Nelken
1 TL Kuzu (wenn er-wünscht)	1 TL Reisessig
1 T Wasser	

Die Zwiebeln in warmem Öl dünsten, bis sie glasig sind, dann den Rotkohl dazugeben. Gut umrühren und im geschlossenen Topf einige Minuten dünsten. Dann fügen Sie Salz, die in feine Scheiben geschnittenen Äpfel und Rosinen dazu sowie 3/4 des Wassers. Lassen Sie alles ca. 15 Minuten köcheln und würzen zum Schluß mit Nelkenpulver und dem Reisessig. Wenn Sie den Kohl gern sämig haben, lösen Sie im restlichen Wasser das Kuzu auf und geben es an die kochende Flüssigkeit.
Kochen lassen, bis sie unter Rühren dick und klar ist.

Kohlrouladen

4–6 große Weißkohlblätter	1 TL getrocknetes Basilikum
200 g Tofu	Shoyu
1 T gekochter Reis	2–3 T Wasser
2–3 Schalotten, fein ge-schnitten	3 Prisen Salz
1 1/2 EL Sesamöl	1 TL Pfeilwurzelmehl

Die Kohlblätter werden in gesalzenem Wasser in 2 Minuten halb gar gekocht. Das Wasser verwenden Sie als Suppenstock. Dünsten Sie die Schalotten an, und mischen sie mit dem Tofu (sollte der Tofu wäßrig sein, drücken Sie ihn etwas aus). Dann mischen Sie ihn mit Reis und Shoyu und geben das feingerebelte Basilikum dazu. Das Ganze gut mischen. Dann füllen Sie die Kohlblätter mit der Mischung, rollen sie zusammen und befestigen sie mit Zahnstochern.

Erhitzen Sie 1 EL Öl in einer Pfanne und braten vorsichtig die Rouladen von allen Seiten an. Gießen Sie 1/2 Tasse des Kohlkochwassers dazu und lassen die Rouladen auf kleiner Flamme 20 Minuten zugedeckt köcheln. Die Rouladen aus der Flüssigkeit nehmen, das Pfeilwurzelmehl in kaltem Wasser anrühren und den Sud damit andicken.

Gebackenes Gemüse

Zum Backen eignen sich besonders feste Gemüsesorten. Sie bekommen dann einen süßen Geschmack und vermitteln uns eine gute Yang-Energie.

Sie können verschiedene Gemüsesorten in einem feuerfesten Topf mit Deckel im Backofen backen. Der Boden des Topfes sollte mit wenig Wasser bedeckt sein. Sie können wahlweise Miso oder Tamari, mit ein wenig Wasser verdünnt, über das Gemüse geben. Die Backzeit beträgt ca. 60–70 Minuten

Eine andere Form des Backens ist die auf dem Blech.

Sie schneiden das Gemüse, zum Beispiel Sellerie oder Hokkaidokürbis (mit Schale) in dicke Scheiben, bepinseln sie mit Öl und Tamari und fetten auch das Back-

blech gut ein. Dann backen Sie das Gemüse bei 220°
ungefähr 45 Minuten lang. Um ein Austrocknen zu
verhindern, können Sie in der ersten halben Stunde
eine Backfolie über das Gemüse legen.

Fritiertes Gemüse

Fritierte Beilagen spielen bei vielen makrobiotischen
Mahlzeiten eine wichtige Rolle.
1. Sie sind gut für Menschen, die körperlich arbeiten.
2. Sie werden gern gegessen von Leuten, die es vor der
   Umstellung gewohnt waren, fettig zu essen.
3. In der kalten Jahreszeit braucht jeder Mensch mehr
   Fett, und Fritiertes ist eine sehr schmackhafte Verfeinerung der Mahlzeiten.
4. Auch in der warmen Jahreszeit, wenn wir durch
   Schwitzen Fett und Salz verlieren, ist es ab und zu angeraten, etwas in Fett Gebackenes zu essen.
Natürlich sollte der Anteil des Fritierten nicht zu hoch
sein. Die richtige Menge sind zum Beispiel einige
Stücke fritierten Gemüses als Beilage. Eine ganze Mahlzeit daraus zu bestreiten, wäre ganz bestimmt ungesund, was sich dann an der Reaktion von Darm und
Haut feststellen läßt: Die Verdauung wird schlechter,
die Haut sondert Fett ab.
Das Gemüse bleibt beim Fritieren zart und frisch, indem man es in eine Art Pfannkuchenteig taucht und
dann in das heiße Öl gibt. Diese Zubereitungsart wird
Tempura genannt. Viele Gemüsesorten eignen sich dafür, zum Beispiel: Zwiebeln, Blumenkohl, Möhrenscheiben oder -stifte, Pastinakenscheiben, Kürbisschei-
ben, Sellerie, Lotuswurzeln, Porree, Löwenzahnblätter,

Klettenwurzeln u. a. Beim Fritieren gehen Sie wie folgt vor:

- Bereiten Sie das Gemüse vor, indem Sie es putzen und waschen und in mundgerechte Stücke schneiden. Es sollte möglichst trocken sein.
- Fritieren Sie in einer Friteuse oder in einem tiefen, schweren Topf.
- Verwenden Sie gutes Öl, zum Beispiel Sesamöl, das Sie je nach Größe des Fritiergutes zwischen 4 und 7 cm hoch einfüllen.
- Bereiten Sie ein Sieb über einem anderen Topf vor, in das Sie die fertig fritierten Stücke zum Abtropfen geben.
- *Weiter legen Sie saugfähiges Haushaltspapier auf einen Rost oder ein Brett, worauf Sie die fritierten Stücke legen, wenn sie im Sieb abgetropft sind.*
- *Sie erhitzen das Öl und prüfen die Temperatur, indem Sie entweder ein Körnchen Salz ins Öl tun – wenn es zischt, ist es heiß genug – oder ein Kochstäbchen aus Holz ins Öl halten: Wenn Bläschen an dem Holz aufsteigen, ist es ebenfalls heiß.*
- Vermeiden Sie es, den Fritierbehälter zu überfüllen. Die Stücke kleben dann aneinander und lassen sich schlecht wenden. Sie sollten frei schwimmen können. Wenn die Stücke goldbraun sind, wenden Sie sie mit Kochstäbchen, damit sie auf der anderen Seite ebenfalls schön braun werden.

Tempura-Teig

1 T 1050er Mehl
1 EL Pfeilwurzelmehl
3 Prisen Salz
1 T kaltes Wasser

oder
3/4 T 1050er Mehl
1/4 T Reismehl
weiter wie oben
oder
1/2 T 1050er Mehl
1/2 T Buchweizenmehl
weiter wie oben
Den Teig rühren Sie erst kurz vor der Verwendung an.
Er sollte nicht zu lange vorher stehen. Er soll weder zu
dick- noch zu dünnflüssig sein.
Sie tauchen, wenn das Öl heiß ist, die Gemüsestücke in
den Teig und geben sie dann in das heiße Öl. Regulie-
ren Sie die Flamme entsprechend der auf- und abstei-
genden Temperatur, die etwas absinkt, wenn das Fritiergut eingegeben wird. Wenn die schwimmenden Stücke
oben hellbraun sind, drehen Sie sie um. Sind sie fertig
fritiert, stellen Sie sie aufrecht in das Abtropfsieb.
Zu Fritiertem reichen Sie am besten scharfe, gewürzte
Saucen und Dips, die helfen, das Fett besser zu verdau-
en. Zu Fisch paßt gut Ingwer und Rettich, zu Gemüse
eine Mischung aus Ingwer und Tamari.

Dip I

2/3 Suppenstock   *1/3 T Tamari*

Suppenstock zum Kochen bringen, Tamari dazugeben,
Flamme abschalten und abkühlen lassen.

Dip II

1 T Wasser oder Suppen-   *2 EL Tamari*
stock   *1 TL Ingwersaft*

Wasser zum Kochen bringen, Tamari und Ingwersaft hinzufügen, Flamme abschalten, abkühlen lassen.

Dip III

1/2 T weißen geriebenen Ret-	*2 EL Tamari*
tich	*1 EL Senf*
1 TL Shiromiso	
2 EL Wasser	

Alle Zutaten gut miteinander vermischen.

Versorgung des Fritieröls:

- Wenn Sie fertig sind mit dem Fritieren, legen Sie ein Stückchen Umepflaume oder einen Kern der Pflaume, an dem noch ein wenig Fleisch ist, in das heiße Öl und decken den Topf zu. Das hilft, das Öl zu reinigen.
- Danach filtern Sie das noch heiße Öl durch ein Sieb, das Sie mit einer Lage feiner Baumwollwatte ausgelegt haben. Das wird alle Teigkrümel auffangen. Verwahren Sie das Öl in einem Glas mit Schraubdeckel bis zum nächsten Fritieren und stellen es dunkel. Das beim Abtropfen aufgefangene Öl verwenden Sie ebenfalls weiter.

Rohes Gemüse

Rohes Gemüse wird in der makrobiotischen Küche zwar auch gern als frischer Salat zubereitet, aber ebensooft auch in veränderter Beschaffenheit, also entweder gepreßt oder eingelegt.

Salate werden vor allem in der wärmeren Jahreszeit zum Hauptgericht bzw. anschließend gegessen. Das ist dem Darm zuträglicher, als wenn wir ihn ganz zu Anfang einer Mahlzeit schon mit der Arbeit, Rohes zu verdauen, beschäftigen. Für Salat werden alle grünen Salate verwendet sowie Gurken, Frühlingszwiebeln, Brunnenkresse, Chinakohl, Möhren und alle Keimlinge. Bei der Verwendung von Keimlingen ist zu empfehlen, diese kurz in einem Sieb in kochendes Wasser zu tauchen, um sie von den eigenen Abwehrstoffen zu befreien, die sie gegen Insekten entwickeln und die auch für uns nicht zuträglich sind. Ausgenommen davon sind Radieschenkeimlinge. – Salatsaucen s. S. 192.

Gepreßter Salat

Diese Art ist bekömmlicher als reine Rohkost und läßt sich schnell zubereiten. Sie können das Gemüse kurz zwischen zwei tiefen Tellern pressen, die Sie ineinander setzen und mit etwas Gewichtigem beschweren oder aber sich eine Gemüsepresse zulegen, die es in Bioläden zu kaufen gibt. (Kleine Ausführung ca. DM 20,–, größere Pressen, stufenweise verstellbar, zwischen DM 50,– und 60,–).

Gepreßte Gurkenscheiben

3–4 Gurkenscheiben pro Person, ca. 1 cm dick   *1 EL Umeessig oder 1/4 TL Salz*

Mischen Sie Ume-Essig oder Salz unter die Gurkenscheiben und pressen sie 3–4 Stunden. Falls sie zu salzig sind, spülen Sie sie kurz mit klarem Wasser ab.

Gepreßter Chinakohl

1 mittlerer Chinakohl, in   *1 TL geriebene Zitronenschale*
2 1/2 cm dicke Scheiben ge-
schnitten
1 TL Salz

Lassen Sie den Kohl 1 1/2 bis 2 Tage in der Presse. Er schmeckt sehr aromatisch und erfrischend.

Gepreßter Rettich

1 mittlerer weißer Rettich, in   *1 TL Salz*
dicke Streichholzform ge-
schnitten

Rettichstücke mit dem Salz vermischen und über Nacht in der Presse lassen. Wenn Sie Gelegenheit haben, die grünen Blätter mit zu verwenden (leider werden sie meistens schon vor dem Verkauf abgeschnitten), kneten Sie diese vorher in Salz und schütten das austretende Wasser fort; dann können die Blätter mit dem Rettich zusammen gepreßt werden.

Pickles

Milchsauer vergorenes Gemüse ist das yang-betonteste, weil Zeit, salzige Gewürze und manchmal auch Druck eine Rolle dabei spielen. Wir essen sie zum Abschluß möglichst jeder größeren Mahlzeit, weil sie durch die natürliche Gärung die Verdauung sehr unterstützen. Sie sind vergleichbar mit Sauerkraut, das roh gegessen den Darm stärkt und Vitamin C liefert.
Rezepte für gepickeltes Gemüse können gut ein Kochbuch für sich füllen, da es sehr viele verschiedene Me-

thoden dafür gibt. Die Basis für das Pickeln sind Salz und die salzhaltigen Gewürze wie Shoyu, Tamari, Umeboshi, Miso. Für eingelegtes Gemüse brauchen Sie außerdem ein wenig Sauerkrautsaft oder Kwaß, auch unter dem Namen Brottrunk bekannt, den es in verschiedenen Qualitäten in Naturkostläden und Reformhäusern zu kaufen gibt. Kwaß ist übrigens ein sehr bekömmliches Getränk. Es sollte mit Wasser verdünnt getrunken werden.

Bunte Gemüse-Pickles

2 T Wasser
1 1/2 EL Salz
2 EL Sauerkrautsaft oder
Kwaß

3–4 T Gemüsestücke
wahlweise: Möhren, Blumenkohl, Radieschen, Sellerie, Kürbis, Zwiebeln (kleine, ganze) Gurken

Sie kochen das Wasser mit dem Salz auf, lassen es abkühlen und geben Kwaß oder Sauerkrautsaft dazu. Sie füllen das Gemüse in ein Einmachglas oder einen Steinkrug und gießen das Wasser darüber. Lassen Sie den Behälter offen (mit einer Sushimatte abgedeckt) 12–18 Stunden warm stehen (nicht weniger als 20°). Danach schließen Sie ihn und stellen ihn einige Tage kühl. Ab dem 5.–6. Tag kann das Gemüse in kleinen Mengen zu den Mahlzeiten serviert werden. Es hält sich 1–2 Wochen an einem kühlen Platz. Alternativ können Sie weitere Gewürze in das Wasser geben: Senfkörner, Reisessig, Knoblauchzehen, Ingwersaft, Ume-Essig. Weiche Gemüse wie Gurken sind nach 3–4 Tagen fertig. Zwiebeln tauchen Sie vorher kurz in heißes Wasser. Das nimmt ihnen den scharfen Geschmack.

Langzeitgepickeltes

Unter diesem Begriff versteht man gepreßtes (wie Sauerkraut) oder auch in Misopaste eingelegtes Gemüse, das eine sehr lange Zeit (Monate bis Jahre) liegen kann. Zu den Langzeitpickles gehört Takuan, der gepickelte weiße Rettich aus Japan, den man vakuumverpackt im Naturkostladen kaufen kann. Er wird in ganz kleinen Stücken nach einer fettreichen Mahlzeit gegessen und wirkt besonders gut auf die Verdauung.

Misopickles

zu gleichen Teilen Miso und Gemüsestücke
Sie mischen die Zutaten und lassen die Masse ca. 1 Woche stehen. Das Gemüse wird ganz weich und schmeckt sehr salzig. Es kann gut als Würze, fein gehackt, zu Getreide oder in Suppen verwendet werden.

Miso-Tofukäse

1 Paket Tofu   *Gerstenmiso*
Sie streichen eine Schicht Miso auf einen Teller, setzen den Tofublock darauf und kleiden ihn rundum mit einer dicken Schicht Miso ein. Sie lassen ihn 2–3 Tage zugedeckt stehen. Vor Gebrauch schaben Sie die Misoschicht ab und schneiden den Tofu in Scheiben oder Würfel. Das Miso können Sie für andere Zwecke verwenden. Der Tofu schmeckt käseähnlich und schärfer, je länger sie ihn pickeln.

Resteverwertung von Gemüse

Wie schon vorher erläutert, sollte Gemüse nicht aufgewärmt werden. Übriggebliebenes gekochtes oder geschmortes Gemüse schmeckt manchmal kalt ganz gut, vor allem in der wärmeren Jahreszeit.

Gekochtes Gemüse kann auch mariniert und dann als Salat gegessen (mehrere Stunden in einer Mischung aus Reisessig, Tamari und Wasser marinieren) oder 1–2 Tage in etwas milchsauer vergorenem Wasser gepickelt werden.

Gebackene Gemüsereste eignen sich gut für die Herstellung von Brotaufstrichen.

Hülsenfrüchte u. a. pflanzliche Eiweißträger

Pflanzliches Eiweiß ist in Getreide, Gemüse, Algen und Miso in kleineren Mengen bereits enthalten. Der Anteil an konzentrierten Eiweißträgern wie zum Beispiel Hülsenfrüchten an den makrobiotischen Mahlzeiten sollte sich nach dem individuellen Bedürfnis jedes einzelnen richten.

Eiweiß wird zum Aufbau des Körpers benötigt. Heranwachsende, jüngere Erwachsene und körperlich arbeitende Menschen haben einen höheren Bedarf an Eiweiß als die älteren Jahrgänge oder Menschen, die sitzende Tätigkeiten ausüben.

Auch pflanzliches Eiweiß, im Übermaß zugeführt, kann gesundheitliche Probleme verursachen, indem das Säure/Basengleichgewicht in Unordnung gerät.

Die Angabe von 5–10 % Bohnenanteil an den Mahlzeiten ist eine Durchschnittsmenge, die nach Bedarf verändert werden sollte. Probieren Sie selbst aus, wie Sie sich fühlen, wenn Sie mit diesen Angaben experimentieren. Wenn Sie unsicher sind, nehmen Sie Rücksprache mit einem erfahrenen Berater.

Die Zubereitung

Wenn Sie beim Kochen von Hülsenfrüchten die folgenden Hinweise beachten, bleibt Ihnen vielleicht die eine oder andere Enttäuschung erspart.

- Weichen Sie Bohnen oder andere Hülsenfrüchte über Nacht (8–10 Stunden) ein, nachdem Sie sie gewaschen haben;
- lassen Sie sie lange kochen;
- fügen Sie das Salz erst zum Schluß hinzu, danach noch 10–20 Minuten kochen lassen;
- verwenden Sie das Einweichwasser nicht zum Kochen, wenn Sie sehr empfindlich gegen Gasbildung sind;
- lassen Sie die Hülsenfrüchte in den ersten 15 Minuten im offenen Topf kochen, und geben Sie in dieser Zeit 3mal kaltes Wasser dazu, nachdem sie wieder kochen;
- essen Sie sehr kleine Mengen Hülsenfrüchte, wenn Sie empfindlich sind, und kauen Sie sehr gründlich.

Azuki mit Kürbis

1 T Azukibohnen	*1 Kombu, 8 cm*
3 T Wasser	*1/2 TL Salz oder*
3 T Hokkaidokürbisstücke	*1 1/2 EL Tamari*

Sie waschen die Azukibohnen und weichen sie mit der Kombu in 1 1/2 T Wasser über Nacht ein. Die Bohnen zum Kochen bringen und 3mal 1/2 Tasse kaltes Wasser während der ersten 15 Minuten zugießen, dabei den Topf offenlassen. (Die Bohnen sollten auf kleiner Flamme köcheln – stellen Sie sie notfalls etwas höher, wenn Sie das kalte Wasser dazugegossen haben, und drehen dann wieder kleiner.) Nach etwa 1 Stunde – wenn die Bohnen weich sind – geben Sie den Kürbis dazu sowie das Salz (oder Tamari) und lassen alles solange weiter kochen, bis der Kürbis weich ist.

Dies ist ein heilsames Gericht für Menschen mit Nierenproblemen oder Diabetes.

Abwandlung: Statt Kürbis können Sie getrocknete Kastanien (1 Tasse) nehmen, die Sie in den restlichen 1 1/2 Tassen Wasser mit der Hälfte der Kombu ebenfalls über Nacht einweichen.

Azuki mit Zwiebeln und Rosinen

1 T Azukibohnen	*1/4 T Rosinen*
1 T Zwiebeln, dünne Halb-	*1 Kombu, 8 cm*
monde	*3 T Wasser*
1 EL Tamari	*1/2 TL Salz oder*
	1 1/2 EL Tamari

Sie weichen die Bohnen ein und geben die Rosinen dazu, wenn Sie sie zum Kochen aufsetzen. Sie verfahren wie auf S. 168 beschrieben. Nach ca. 1 Stunde, wenn die Bohnen weich sind, fügen Sie die Zwiebeln und Salz oder Tamari hinzu und lassen alles solange kochen, bis die Zwiebeln weich sind.

Pikantes Linsengericht

1 T kleine grüne Linsen	*2 EL Tamari*
6 getrocknete Aprikosen	*1 EL Reisessig*
3 T Wasser	

Sie sortieren kleine Steine aus den Linsen, waschen sie und setzen sie mit 1 Tasse Wasser zum Kochen auf. Sie gießen bei geöffnetem Topf in den ersten 10 Minuten des Kochens 3mal kaltes Wasser hinein (insgesamt 1 Tasse Wasser), schließen dann den Deckel und lassen die Linsen auf kleiner Flamme 20 Minuten kochen. Gleichzeitig mit den Linsen bringen Sie die Aprikosen mit 1 Tasse Wasser zum Kochen und lassen sie ebenfalls auf kleiner Flamme weichköcheln. Nach 25–30 Minuten Kochzeit fügen Sie die Aprikosen mit dem Kochwasser zu den Linsen und lassen beides noch etwa 10 Minuten kochen. Dann würzen Sie mit Tamari und Reisessig und lassen alles kurz ziehen. Das Gericht sollte nicht zu trocken sein – eventuell gießen Sie etwas mehr Wasser hinein. Sehr gut schmecken die Linsen als Füllung in heißen, knusprigen Buchweizenpfannkuchen.

Kichererbsen

Mit Kichererbsen lassen sich sehr schmackhafte Gerichte zubereiten; auch als Mus eignet sich diese Hülsenfrucht sehr gut.

Grundrezept

2 T Kichererbsen	*3 Prisen Salz*
4 T Wasser	*1 Kombu, 6 cm*

Sie weichen die Kichererbsen mit der Kombu über Nacht ein und kochen sie dann unter Druck 45 Minuten lang. Lassen Sie den Druck von selbst heruntergehen. Die gekochten Kichererbsen können Sie nun auf verschiedene Art weiterverarbeiten.

Kichererbsen mit Gemüse

1 T Zwiebeln, dicke Halb-
monde
1/2 T Möhrenwürfel
4 Blätter Wirsingkohl, in
kleine Vierecke geschnitten

2 T gekochte Kichererbsen
1 1/2 T Wasser
1/4 TL Salz
1 EL Sesamöl

Sie dünsten die Zwiebeln glasig, geben das andere Gemüse und die Kichererbsen dazu und lassen alles weitere 5 Minuten dünsten. Dann salzen, das Wasser dazugießen und alles kochen, bis das Gemüse weich ist. Es schmeckt gut zu Hirse oder Couscous.

Kichererbsen-Salat

1 T gekochte Kichererbsen
200 g gekochte Vollkorn-
bandnudeln
1/2 T Möhren, in Streich-
holzform
1/2 T Zwiebeln, fein ge-
schnitten
1/2 Gurke in Scheiben,
1/2 cm (in Umeessig 1 Stun-
de gepreßt)

2 EL Olivenöl
2 EL Zitronensaft

Sie mischen alle Zutaten, verrühren Öl und Zitronensaft zu einer Sauce und mischen diese unter den Salat. Er sollte 30 Minuten ziehen.

Kichererbsenmus (Hummus)

1 T sehr weichgekochte Kichererbsen	1 EL Tahin
3/4 T Kichererbsenkochwasser	1 TL Umeboshipaste
	1 EL Zitronensaft
2–3 Knoblauchzehen	1 EL Olivenöl
1/2 T Zwiebeln, fein geschnitten	
1/2 T Möhren, fein geschnitten	

Sie dünsten Zwiebeln, Möhren und Knoblauch in ein wenig Wasser an und geben sie zu den Kichererbsen. Dann pürieren Sie alles sehr fein und würzen mit Tahin, Ume-Paste, Zitronensaft und Öl.

Schwarze Sojabohnen

Diese Bohnen benötigen eine sehr lange Kochzeit. Sie sind heilsam bei Beschwerden an den weiblichen Geschlechtsorganen.

Grundrezept

1 T schwarze Sojabohnen	1 1/2 EL Tamari
3–4 T Wasser	2 EL Reismalz
1 Kombu, 5–6 cm	

Die Bohnen lösen sich leicht von ihrer Haut. Um dies zu vermeiden, kann man sie über Nacht mit Salz einweichen oder statt dessen vor dem Kochen in einer Pfanne trocken rösten. Ich bevorzuge das letztere, weil das Salz im Einweichwasser die Kochzeit verlängert.

Um die Bohnen zu rösten, breiten Sie sie vorher auf einem feuchten Tuch aus und wischen vorsichtig den Staub ab.

Dann rösten Sie sie trocken. Die Kombu weichen Sie 10 Minuten vorher ein, indem Sie sie auf den Boden des Topfes legen und etwas Wasser dazugeben. Wenn Sie die Bohnen am Abend vorher einweichen, waschen Sie sie und legen die trocken abgewischte Kombu dazu.

Kochen der Bohnen: Die Bohnen zum Kochen bringen und ca. 2 1/2–3 Stunden auf kleiner Flamme köcheln lassen. Mit Reismalz und Tamari würzen und noch ca. 1 Stunde kochen. Eventuell gießen Sie noch etwas Wasser dazu. Ganz zum Schluß sollte die Flüssigkeit fast verkocht sein, und Sie schmecken noch einmal mit Tamari und Reismalz ab.

Splittererbsen

Es können die grünen oder gelben Splittererbsen verwendet werden.

Erbsensuppe

1 T Erbsen	*1 Kombu, 5–6 cm*
4 T Wasser	*1 TL Sesamöl*
1 T Zwiebeln, fein geschnitten	*3 TL Gerstenmiso*

1/2 T Sellerie, kleine Würfel
1/2 T Möhren, kleine Würfel
Sie waschen die Erbsen und weichen sie mit der Kombu mindestens 5 Stunden ein. Dann kochen Sie sie, bis sie weich sind. Das Gemüse in Öl andünsten und zur Suppe geben. Lassen Sie es kochen, bis es weich ist, und schmecken Sie mit Miso ab. Wenn Sie die Suppe cremig wünschen, können Sie einen Teil der Erbsen im Mixer pürieren.

Eine andere Art, die Suppe sämig zu bekommen, ist die, einen Eßlöffel Reismehl zusammen mit dem Gemüse in Öl zu sautieren und dann mit etwas Suppenflüssigkeit unter Rühren aufzufüllen. Danach geben Sie, wie vorher angegeben, alles zur Suppe und lassen sie weiterkochen.

Tofu

Tofu (oder Sojakäse) ist ein Auszugsprodukt aus gekochten Sojabohnen. Er ist sehr eiweißhaltig und wegen der breiten Palette seiner Verwendbarkeit sehr beliebt. Er sollte dennoch in kleinen Mengen und höchstens 2mal pro Woche in den Speiseplan mit einbezogen werden. Manchen Menschen bereitet die Verdauung von Tofu Schwierigkeiten. Dem kann etwas durch die Beachtung folgender Hinweise begegnet werden:

- Tofu sollte möglichst nicht roh gegessen werden. Wird er mit kalten Saucen verwendet, tauchen Sie ihn vorher 2–3 Minuten in kochendes Wasser oder dämpfen ihn in einem Sieb über kochendem Wasser.
- Wenn Tofu lange gekocht wird, wird er hart.

- Tofu anbraten und dann erst zum Gemüse geben, das macht ihn schmackhafter.
- Frischer Tofu wird in einem Behälter im Kühlschrank in klarem Wasser aufbewahrt, das täglich gewechselt werden sollte.
- Geräucherter Tofu kann in Folie im Kühlschrank aufbewahrt werden.

Tofu-Gemüsepfanne

400 g Tofu, in Würfel geschnitten
3 T Gemüse, kleingeschnitten, zum Beispiel Schalotten – Sellerie, Möhren – Lauch, Zwiebeln – Blumenkohlröschen

1 EL Sesamöl
3 EL Tamari

Sie sautieren das Gemüse in Öl, bis es fast weich ist, und fügen dann den Tofu und das Tamari hinzu und lassen alles zugedeckt noch 5 Minuten schmoren.

Fritierte Tofubällchen

400 g Tofu
1 T Zwiebeln, fein geschnitten
1/2 T Schalotten, in dünne Ringe geschnitten (oder Frühlingszwiebeln)
1 T Möhren, in sehr kleine Würfel geschnitten

4 getrocknete Shiitakepilze, eingeweicht und in kleine Stücke geschnitten
1–2 EL 1050er Mehl
1/2 TL Salz

Sie tauchen den Tofu 2–3 Minuten in siedendes Wasser. Dann drücken Sie ihn in einem trockenen Tuch aus und können ihn nun weiterverarbeiten. Vermischen Sie alle Zutaten miteinander und formen kleine Bälle aus dem Teig, die Sie in heißem Öl von allen Seiten braun fritieren. Anweisungen zum Fritieren s. S. 159. Die Masse ergibt 10 Bälle. Reichen Sie fein geriebenen, weißen Rettich vermischt mit Tamarisauce dazu.

Tempeh

Tempeh stammt, wie auch Tofu, aus dem Fernen Osten. Bei diesem Produkt sind die Sojabohnen noch sichtbar erhalten. Er besteht aus gekochten und mit einem Starter zur Fermentation angeregten Sojabohnen. Der im Naturkostladen erhältliche Tempeh ist wegen der Haltbarkeit pasteurisiert. Frischer Tempeh hat einen noch besseren Geschmack. Tempeh schmeckt sehr gut fein geschnitten und fritiert zu Gemüsegerichten oder Getreideeintöpfen.

Tempeh (fritiert)

Sie schneiden den Tempeh in sehr kleine Würfel und fritieren ihn in heißem Öl, bis er braun ist. Danach können Sie ihn beliebig würzen, als Beilage servieren oder mitkochen lassen.

Tempeh	*2 EL Tamari*
Öl zum Fritieren	*2 EL Reisessig*
	2 EL Mirin
	2 EL warmes Wasser

Sie schneiden den Tempeh in 1 cm dicke Scheiben und fritieren diese in heißem Öl. Danach marinieren

Sie ihn in einer Sauce aus Tamari, Reisessig und nach Wunsch Mirin (Reiswein zum Kochen) sowie Wasser.

Natto

Dieses Produkt ist in der Herstellung dem Tempeh ähnlich und soll hier nur der Vollständigkeit halber erwähnt werden. Es hat einen ganz besonders eigenen Geschmack, und es gibt nur entschiedene Befürworter und Gegner dieses Geschmacks. Hier im Westen scheint es kaum erhältlich zu sein. Die eigene Herstellung ist etwas kompliziert. Natto ist heilsam für die Verdauung, die Nierenfunktion und die weiblichen Sexualdrüsen.

Seitan

Dieses ist ein Eiweißprodukt, das aus Weizen hergestellt wird, indem durch Kneten in Wasser Stärke und Kleie vom Eiweiß (Gluten) getrennt werden. Seitan ist relativ einfach selbst herzustellen, kann aber auch in fast jedem Naturkostladen in verschiedenen Qualitäten gekauft werden. Am günstigsten ist der in Folie eingeschweißte, der in der Kühltheke aufbewahrt wird. Seitan schmeckt ein bißchen fleischähnlich, und dementsprechend werden damit auch gern fleischähnliche Rezepte gekocht.

Seitan mit Zwiebeln

4 T Zwiebeln, dünne Halb-   *2 EL Sesamöl*
monde
2 T Seitanwürfel

Das Öl in einem schweren Topf erhitzen und die Zwiebeln hineingeben. Dann legen Sie den Seitan auf die Zwiebeln, schließen den Topf und lassen das Ganze auf kleiner Flamme etwa 30 Minuten köcheln. Wenn die Zwiebeln glasig sind, mischen Sie sie mit dem Seitan und lassen alles noch weitere 3–5 Minuten köcheln.

Seitan (sauer-scharf)

2 T Seitan, in mundgerech-   *1 EL Schnittlauch oder Früh-*
ten Stücken   *lingszwiebeln*
2 EL Pfeilwurzelmehl   *2 EL Tamari*
1 T Wasser   *1 EL Reisessig*
1 EL Kuzu   *1 TL Ingwersaft*

Sie stellen eine Marinade aus Tamari, Reisessig und Ingwersaft her und legen die Seitanstücke darin ein. Wenn sie gut bedeckt und vollgesogen sind, die Stücke in Pfeilwurzelmehl wälzen. Das Öl in einer Pfanne erhitzen und die Seitanstücke darin braun braten. Aus der Pfanne nehmen und warm stellen. Mit einer Tasse Wasser und dem Rest der Marinade löschen Sie die Bratreste in der Pfanne und dicken sie mit dem in wenig kaltem Wasser aufgelösten Kuzu an. Schnittlauch oder Frühlingszwiebeln darüberstreuen.

Anmerkung: In beiden Rezepten handelt es sich um fertig gekauften Seitan.

Fu

Fu wird wie Seitan hergestellt und danach getrocknet. Er ist in getrocknetem Zustand in Naturkostläden erhältlich, meist in langen Blättern oder runden Stücken, die an Zwiebäcke erinnern.

Fritierte Fu-Ringe

4–6 große Fu-Ringe *2 EL Tamari*
Sesamöl zum Fritieren *1 EL Wasser*
Die Fu-Ringe in lauwarmem Wasser einweichen. Wenn sie ganz weich sind, drücken Sie sie vorsichtig aus und fritieren sie goldbraun. Tamari mit Wasser vermischen und damit die Ringe tränken. Schmoren Sie sie in einem Gemüsegericht eine Weile mit.
Sie können die fritierten Ringe auch als Beilage servieren und eine Sauce aus Tamari, Ingwer und Wasser dazureichen.

Fu in der Suppe

2 Fu-Blätter *klare Suppe*
Sie weichen die Fu-Blätter in lauwarmem Wasser ein und schneiden sie in kleine Stücke. Zur Suppe geben und mitköcheln lassen.

Fisch

Zum Thema Fisch habe ich in Kapitel III bereits ausführlich Stellung genommen. Für diejenigen, die Fisch gern in ihre Ernährung mit einbeziehen möchten oder sollten, gebe ich zunächst einige grundsätzliche Hinweise und anschließend ein paar Rezepte zur Anregung:

- Wegen der Verschmutzung der Gewässer ist Tiefseefisch dem Küsten- und Süßwasserfisch vorzuziehen.
- Fisch sollte möglichst frisch und nicht gefroren sein.
- Hinweise auf die Frische geben die Augen (wenn er alt ist, sind diese sehr milchig) und die Kiemenunterseite, die bei frischem Fisch rot sein sollte. Bei Filetstücken können Sie nur Ihrer Nase vertrauen.
- Weißfleischiger Fisch ist magerer als rotfleischiger oder blauhäutiger Fisch.
- Zu Fisch sollte immer eine gute Portion grünes, hartes Blattgemüse gegessen werden (gutes Yin zu yang-betontem Fischfleisch).
- Ebenso als Beilage ist fein geriebener weißer Rettich mit Tamarisauce nützlich – zur Verdauung des tierischen Fettes und der Ausscheidung eventueller Giftstoffe.
- Fisch sollte vor der Zubereitung 30–60 Minuten mit Salz oder Ingwersaft oder Zitronensaft eingerieben werden. Das macht sein Fleisch fester.
- Wenn der Fisch nicht mehr ganz frisch ist oder einen strengen Geruch hat, verwenden Sie zum Marinieren oder Kochen Mirin oder Sake (süßer und normaler japanischer Wein zum Kochen).

Fisch in Senfsauce

4 Fischfilets (zum Beispiel
Seelachs, Rotbarsch)
2 EL Senf (ohne Zucker)
1 T Zwiebeln, fein geschnit-
ten
2 T Wasser

1 Kombu, 5 cm
2 EL Shoyu
2 EL Zitronensaft
1 EL Tahin (Sesammus)
1 EL Kuzu oder Pfeilwurzel-
mehl

1 Stunde vor dem Zubereiten den Fisch mit 1 Eßlöffel Zitronensaft beträufeln oder einreiben. Sie weichen die Kombu ein und kochen sie dann 10 Minuten in Wasser. Sie sautieren die Zwiebeln in Öl, bis sie glasig sind. Dann das Kombuwasser dazugießen, aufkochen lassen und mit etwas in kaltem Wasser aufgelösten Kuzu andicken. Shoyu und Senf unterrühren und die Sauce einige Minuten kochen lassen. Danach das in etwas Saucenflüssigkeit verrührte Tahin untermischen. Nun legen Sie den Fisch in die Sauce und lassen ihn 2–3 Minuten mitkochen. Zum Schluß noch Zitronensaft darüberträufeln. Vorsicht beim Herausnehmen des Fisches – er zerfällt leicht.

Fischsuppe

Dies ist ein Standardrezept für Karpfensuppe, das zur Stärkung für Kranke empfohlen wird. Die Suppe läßt sich auch mit Forelle gut zubereiten und bietet eine kräftigende Nahrung im Winter für Leute, die sich schwach fühlen oder bei kaltem Wetter draußen arbeiten müssen.

1 große Forelle (möglichst aus Biozucht)
3/4 l Banchatee
Gerstenmiso
Frühlingszwiebeln
Ingwersaft oder Zitronen-schreiben

Klettenwurzeln und/oder Möhren
gebrauchte Teeblätter oder -zweige in einem kleinen Baumwollbeutel

Verwenden Sie den ganzen Fisch, ausgenommen die Augen. Der Fisch wird in kleine Stücke bzw. Streifen von 1–2 cm Breite geschnitten. Am besten geht das mit einer kräftigen Haushaltsschere. In derselben Menge, wie Fischstücke da sind, schneiden Sie Klettenwurzeln oder, falls diese nicht zu bekommen sind, Möhren (oder nach Belieben beides) in Streichholzform. Legen Sie alle Zutaten in den Druckkochtopf und gießen soviel Wasser bzw. Banchatee dazu, daß alles gut bedeckt ist (ca. 1 1/2 Liter). Sie legen den Beutel mit Teeblättern/-zweigen in den Topf und bringen alles zum Kochen. Lassen Sie die Suppe unter Druck 1 Stunde kochen. Die Gräten, Flossen und anderen harten Teile werden so weich wie das Fleisch des Fisches.
Sie können die Suppe im Kühlschrank aufbewahren und sie auf 3 Tage verteilen. Dazu erhitzen Sie jeweils die gewünschte Portion, geben Miso, fein geschnittene Frühlingszwiebeln und etwas geriebenen Ingwer oder Ingwersaft dazu. Statt Ingwer können Sie auch Zitronenscheiben nehmen.
Wer die Suppe kräftiger haben möchte, kann einige Stücke Lachs mitkochen.

MEERESGEMÜSE

Über den Wert von Meeresalgen als regelmäßige Beilage habe ich in Kapitel III schon ausführlich gesprochen. Hier sind nun einige Rezepte, mit denen der für Sie vielleicht ungewohnte Geschmack verändert und die Algen schmackhaft werden können. Es folgt eine kleine Übersicht, die Ihnen helfen soll, die einzelnen Algensorten und ihre Eigenschaften beim Zubereiten einzuordnen.

Alge	Zubereitungsart	Zubereitungs- bzw. Kochzeit	Verwendung
Wakame	Kochen, ohne Öl	5–10 Minuten	in Suppen und Gemüse
Kombu	Kochen, ohne Öl	35–40 Minuten	bei Hülsenfrüchten
Arame	Sautieren, Dünsten, gern mit Öl	15–20 Minuten	mit pikanten Gewürzen, auch mit Gemüse
Hizike	Sautieren, Dünsten, gern mit Öl	35–45 Minuten	mit pikanten Gewürzen, auch mit Gemüse
Nori Dulse	Rösten, s. S. 188 Rösten	wenige Minuten	als Würze über das Essen gestreut
Agar-Agar	Kochen	5–10 Minuten	als Geliermittel

Wakame

Diese Alge haben Sie schon kennengelernt bei der Zubereitung von Misosuppe. Sie können sie auch für einen sommerlichen Salat verwenden:

Wakame-Zwiebel-Salat

Getrocknete Wakame, 8 cm   *1 TL Shiromiso*
1/2 T Frühlingszwiebeln,   *1 TL Reisessig*
fein geschnitten

Die Wakame kurz unter fließendes Wasser halten, 2–3 Minuten einweichen und in kleine Stücke schneiden. Die Alge mit dem Einweichwasser zum Kochen bringen und 5 Minuten kochen lassen. Die Algenstücke auf einem Sieb abtropfen lassen und mit den anderen Zutaten vermischen.

Kombu

Die Kombualge ist Ihnen auch bereits mehrfach als Kochhilfe bei den Bohnengerichten begegnet. Kombu verstärkt das Aroma der Hülsenfrüchte und verkürzt deren Kochzeit. Wenn Kombu den Gerichten als Beilage hinzugefügt wird, schneidet man sie in sehr kleine Stücke. Ebenfalls in kleinen Stücken wird diese Alge als Gewürz gegessen, das sich gut zum »Yangisieren« eignet:

Shio-Kombu

100 g Kombu   *1 T Tamari*
Sie säubern die Kombu mit einem trockenen Tuch und weichen sie 10 Minuten ein. Dann schneiden Sie sie in kleine Vierecke von 1/2–1 cm und weichen diese in der Tamarisauce über Nacht ein. Nach der Einweichzeit bringen Sie das Ganze zum Kochen, stellen die Flamme dann klein und lassen es für ca. 3 Stunden kö-

cheln. Hin und wieder muß umgerührt werden, bis die Sauce ganz verkocht ist. Nehmen Sie immer nur 2–3 Stückchen zu jeder Mahlzeit, sonst erfahren Sie eine zu starke Yangwirkung. Das Gewürz hält sich im Kühlschrank einige Wochen.

Arame

Diese Alge ist eigentlich auch wie die Kombu sehr hart, sie ist fein geraspelt erhältlich. Sie hat einen sehr feinen Geschmack und läßt sich schnell zubereiten.

Arame mit Knoblauch und Sesam

1 1/2 T trockene Arame	*1 1/2 EL Tamari*
2–3 Zehen Knoblauch	*1 T Wasser*
1 TL Sesamöl	*1 1/2 EL geröstete Sesamsaat*

Sie waschen die Arame 2- bis 3mal in einem Sieb, das Sie in einen Topf mit kaltem Wasser hängen. Sie können das letzte Spülwasser zum Kochen verwenden. Lassen Sie die Algen dann im Sieb eine Weile ruhen. Sie brauchen nicht eingeweicht zu werden (sie verlieren dann viel von ihrem Aroma).

Nach ca. 10 Minuten sind sie weich und leicht weiterzuverarbeiten. Sautieren Sie sie in Öl, fügen Sie Knoblauch, Tamari und dann Wasser hinzu. Auf kleiner Flamme 15 Minuten köcheln lassen und noch einmal mit Tamari abschmecken. Zum Schluß geben Sie die geröstete Sesamsaat dazu.

Arame als Salat

1 1/2 T Arame
1 T Wasser
2 Prisen Salz

Für die Salatsauce:
1/2 TL geriebene Zitronen-
schale
2 EL Zitronensaft
1 EL Olivenöl
2 EL Wasser
etwas getrockneter Basili-
kum

Die Arame waschen, 10 Minuten im Sieb ruhen lassen und dann in Salzwasser 10 Minuten kochen. Das Wasser verwahren Sie als Suppenstock. Halten Sie die Arame im Sieb kurz unter fließendes kaltes Wasser. Wenn sie ganz abgekühlt sind, geben Sie die angerührte Salatsauce darüber und servieren.

Anmerkung: Auch bei Algensalat sollte es sich immer nur um eine kleine Beilage und keine großen Mengen handeln. Der hohe Mineralienanteil, den die Algen haben, erfordert regelmäßigen, aber geringen Einsatz.

Hizike

Diese Alge wird ähnlich zubereitet wie Arame, braucht aber eine Einweich- und eine längere Kochzeit. Sie ist dicker und sieht ein bißchen aus wie schwarze Spaghetti. Nach dem Einweichen schneidet man sie, wenn nötig, in kleine Stücke von 2–3 cm. Sie enthält besonders viel Eisen und Calcium. Beim Kochen kann sie einen starken Geruch entwickeln, der sich aber verflüchtigt, wenn Sie den Topf eine Weile offenhalten und weitere Gewürze hinzugefügt werden.

Hizike mit Zwiebeln

1 1/2 T getrocknete Hizike   *1 T Wasser*
1 1/2 T Zwiebeln, in Halb-   *1 EL Sesamöl*
monde geschnitten
2–3 EL Tamari

Sie waschen die Hizike und weichen sie 10–20 Minuten ein. Es gibt unterschiedlich harte Hizikealgen, so daß es angeraten ist, nach 10 Minuten zu prüfen, ob sie eventuell schon weich sind. Sie sollten biegsam und nicht hart, aber auch nicht leicht zerdrückbar sein. Sie können das Einweichwasser mitverwenden, da es schon einen Teil der Mineralien aufgenommen hat. Wem Geruch und Geschmack zu streng erscheinen, nimmt frisches Wasser.

Sie sautieren die Zwiebeln im Öl und legen dann die Algen obenauf. Die Zwiebeln knapp mit Wasser bedecken und Tamari dazugeben, den Deckel schließen und alles ca. 30 Minuten köcheln. Prüfen Sie wieder die Konsistenz und entscheiden Sie dann, ob die Kochzeit verlängert werden sollte.

Zum Schluß schmecken Sie noch einmal mit Tamari ab und lassen alles noch solange köcheln, bis der Saft ganz verkocht ist, eventuell die letzten 5 Minuten ohne Deckel.

Abwandlung: Statt der Zwiebeln verwenden Sie 1 1/2 Tassen Möhren, in Streichholzform geschnitten.

Hizike-Taschen

1 1/2 T Hizike   *1 EL Pfeilwurzelmehl*
1 T Möhren / Streichholz-   *1 EL Zitronensaft*
form   *3 Prisen Salz*

2–3 EL Tamari   1/4 T Maiskeimöl
1 T Wasser   1/4 T Wasser
Für den Teig:
1 T 1050er Mehl
1/2 T Vollkornmehl, fein gemahlen

Sie verfahren mit den Algen wie im vorhergehenden Rezept und lassen sie abkühlen.

Teig: Das Mehl mit Pfeilwurzelmehl und Salz mischen und dann das Öl dazugießen, das Sie kurz mit einer Gabel im Mehl verteilen. Dann Zitronensaft und Wasser dazugeben und wieder mit der Gabel kurz umrühren, bis der Teig zusammenhält. Er wird nicht geknetet. Lagern Sie ihn 20–30 Minuten im Kühlschrank. Danach wird er sehr dünn ausgerollt und mit einer runden Form (größere Tasse) ausgestochen. Legen Sie auf jedes Teigrund ein Häufchen Hizike, klappen die Tasche zu und schließen die Naht mit der Gabel (vorher in Wasser tauchen), indem Sie kleine »Zähne« hineindrücken. Bei ca. 220° backen Sie die Täschchen auf einem Blech goldbraun.

Nori

Nori ist eine Alge, die nicht wild wächst, sondern angebaut wird. Sie ist in Form von Blättern im Handel erhältlich und bekannt als »Einwickel«-Alge von Reisbällen und Sushirollen (in Noriblatt eingewickelter Reis mit Gemüse und Gewürzen).

Noriblätter sind geröstet leichter verdaulich. Man hält dazu die glänzende Seite 15 cm hoch über einer kleinen Flamme, bis das Blatt sich von schwarz zu hellgrün verfärbt. Rösten Sie sie nicht von beiden Seiten, sie verliert dann einen Teil der Nährstoffe. Man kann das Blatt dann so essen oder zerkleinert über die Gerichte geben.

Norisauce

2 Noriblätter
2 EL Wasser

Gewürze, zum Beispiel:
Tamari, Senf oder Umepaste
u. a.

Nori zerkleinern und in Wasser einweichen, auf das Feuer setzen und das Gewürz dazugeben. Kurz aufkochen lassen.

Fritierte Noriblätter

2 Noriblätter
Sesamöl zum Fritieren

Tempurateig, s. S. 160

Sie schneiden jedes Noriblatt in 8 kleine Dreiecke, tauchen diese in den Tempurateig und fritieren sie goldbraun.

Dulse

Diese Alge kann man rösten und als Pulver verwenden oder gewaschen und kleingeschnitten in den Salat geben.

Agar-Agar

Diese Alge ist in verschiedenen Formen im Handel: als gepreßte, leichte Stangen, in Flockenform und als Pulver. Flocken lassen sich nach meiner Erfahrung am besten dosieren. Agar-Agar, auch Kanten genannt, enthält nicht so viele Mineralien und Vitamine wie die anderen Algen, ist aber sehr gut verträglich. Sie wird als Geliermittel verwendet.

Saucen

Warme und kalte Saucen sind oft das I-Tüpfelchen auf einem Gericht, oder sie verbinden die einzelnen Teile einer Mahlzeit angenehm miteinander.

Mehlgebundene Saucen sind auch in der konventionellen Ernährung als Dickmacher und schwer verdaulich in Verruf gekommen.

In einigen makrobiotischen Kochbüchern finden wir Rezepte für Saucen mit Mehl. Ich meine, daß der, der gesund ist, sich ab und zu eine Bechamelsauce leisten kann. Alle anderen sollten ihre Saucen mit Kuzu oder Pfeilwurzelmehl andicken oder dünnflüssige Saucen bevorzugen. Beide Produkte, Kuzu und Pfeilwurzelmehl, werden aus Wurzeln gewonnen und enthalten Mineralien. Sie sind nahrhaft und leicht verdaulich. Kuzu ist besonders wertvoll und wird auch als Heilmittel zur Darmstärkung eingesetzt (siehe Kapitel Hausmittel).

Umeboshi-Dressing

1/2 Zwiebel, sehr fein
gewürfelt
1 EL Umeboshipaste oder
2 Umepflaumen

2 EL Öl
Wasser

Zerreiben Sie die Zutaten im Suribachi und mischen sie gut. Sie nehmen soviel Wasser zur Verdünnung, wie es Ihnen angenehm ist. Die Sauce sollte nicht zu salzig schmecken. Sie paßt zum Beispiel gut zu gedämpftem Grünkohl.

Senfsauce

2 EL Senf (ohne Zucker)
1 T Zwiebeln, fein geschnit-
ten
1 EL Tahin (Sesammus)
1 Kombu, 5 cm

2 T Wasser
2 EL Shoyu
1 EL Kuzu oder Pfeilwurzel-
mehl
1 EL Zitronensaft

Die Kombu wird 10 Minuten im Wasser eingeweicht und weitere 10 Minuten darin gekocht. Heben Sie es für eine weitere Verwendung auf. Sie sautieren dann die Zwiebeln in Öl, bis sie glasig sind, gießen das Kombuwasser hinein und dicken mit dem in etwas kaltem Wasser aufgelösten Kuzu an. Shoyu und Senf dazugeben und die Sauce einige Minuten kochen lassen. Danach rühren Sie das mit etwas Saucenflüssigkeit vermischte Tahin unter. Ganz zum Schluß kommt der Zitronensaft dazu und wird nicht mehr mit aufgekocht.

Misosauce

1 EL Gerstenmiso	*2 EL Sesam- oder Olivenöl*
1/2 T Wasser	

Sie erhitzen das Öl und dünsten das Miso darin. Wenn es anfängt zu duften, gießen Sie das Wasser hinein und lassen es kurz aufkochen.
Variante: Statt in Öl dünsten Sie das Miso in 1 Eßlöffel Tahin an und geben ganz zum Schluß kleingeschnittene Frühlingszwiebeln dazu.
Diese Saucen passen gut zu Getreide- und Gemüsegerichten.

Salat-Dressing

I:	*2 EL Wasser*
je 1 EL Reisessig, Shoyu, Apfelsaft, Olivenöl	
II:	*2 EL Wasser*
je 1 EL Umeessig, Shiromiso, Tahin, Zwiebeln, gerieben	
III:	*1 TL Basilikum, getrocknet*
je 1 EL Umepaste, Tahin, Zitrone	*2 EL Wasser*

Im Suribachi (Tonmörser) werden zunächst die Gewürze verrieben, dann das Öl oder Mus dazugerührt und zum Schluß mit Wasser verdünnt.

Süß-saure Sauce I

1/2 T Rosinen	*1 EL Olivenöl*
2 T Wasser	*1 TL Umepaste*

1/2 T Zwiebeln, fein ge-
schnitten
1 T Gurkenscheiben, 1 cm
2–3 Stunden in Umeboshies-
sig gepreßt

1 TL Shiromiso
1 TL Reisessig
1 EL Kuzu

Sie kochen die Rosinen im Wasser 20 Minuten und stellen das Wasser beiseite. Die Rosinen verwenden Sie für eine andere Speise. Sie sautieren die Zwiebeln in Öl, bis sie glasig werden, und geben nach und nach das Rosinenwasser dazu. Die Sauce mit Kuzu andicken und mit Umepaste, Reisessig und Miso würzen. Lassen Sie alles noch einige Minuten kochen. Sie schneiden die Gurkenscheiben in sehr kleine Würfel und geben sie zur Sauce.

Shiitakesauce

4 getrocknete Shiitakepilze
6 mittlere frische Creme-
Champignons
1 1/2 T Wasser
1 EL dunkles Miso (Reis-
miso)
1/2 T Frühlingszwiebeln

1 EL Tahin
1 EL Olivenöl
1 EL Pfeilwurzelmehl, in et-
was kaltem Wasser aufgelöst

Sie weichen die Shiitakepilze 30 Minuten im Wasser ein. Die Champignons werden gesäubert und gewaschen und in dünne Scheiben geschnitten. Von den Shiitakepilzen entfernen Sie die Stiele, die Hüte schneiden Sie ebenfalls in schmale Streifen. Dann sautieren Sie die Pilze im warmen Öl an, bis die sich bildende Flüssigkeit zu verkochen beginnt. Nun nach und nach das Einweichwasser hineinrühren und die Flüssigkeit wieder zum Kochen bringen. Dicken Sie mit Pfeilwurzelmehl an, und würzen Sie mit Tahin und Miso, das sie zusammen mit etwas Sauce vorher verrühren. Das Miso darf hier mitkochen. Zum Schluß geben Sie die kleingeschnittenen Frühlingszwiebeln dazu.

Süß-saure Sauce II

1 T Kürbisstücke (Hokkaido)   *1 Prise Salz*
1 T Sauerkraut   *etwas Wasser*

Sie kochen den Kürbis in sehr wenig Wasser und Salz weich und geben im letzten Drittel das Sauerkraut dazu. Zum Schluß pürieren Sie alles zu einer dicken Sauce. Bei Bedarf verdünnen Sie sie etwas mit Sauerkrautsaft oder Wasser.

Bohnensauce

2 T sehr weichgekochte, klei-   *1 EL Umeboshipaste*
ne weiße Bohnen   *3 EL Olivenöl*
1/2 T Zwiebeln, fein ge-
schnitten

Sie rühren die Bohnen im Mixer oder im Suribachi zu Mus und rühren dann die anderen Zutaten gründlich unter.
Diese Sauce paßt gut zu gekochten Salaten.

Bechamelsauce

1/2 T 1050er Mehl   *1/4 TL Salz*
1 EL Öl   *3 1/2 T Wasser oder Suppen-*
                       stock

Sie erhitzen das Öl, geben das Mehl hinein und rühren es vorsichtig glatt. Wenn die Sauce weiß bleiben soll, rösten Sie das Mehl nur kurz an, sonst lassen Sie es hellbraun werden. Das Mehl im Topf abkühlen lassen oder ihn in ein kaltes Wasserbad setzen. Mit einem Schneebesen das Wasser hineinrühren, salzen und alles zum Kochen bringen. Dabei weiterrühren, damit es keine Klumpen gibt. Sie lassen die Sauce 20 Minuten im offenen Topf köcheln und rühren ab und zu um. Diese Sauce kann mit Gewürzen beliebig variiert werden. Wie schon vorher erwähnt, sollten Mehlsaucen nicht zu oft gegessen werden.

Grüne Sauce

2 EL Umeboshipaste	erhitztes Sesamöl
1/2 T Schalotten, fein ge-schnitten	Wasser
1/2 T Petersilie, fein gehackt	

Sie verrühren Umepaste, Schalotten und Petersilie im Mörser miteinander, so daß eine dicke Creme entsteht. Dann mischen Sie heißes Öl und Wasser löffelweise darunter und verrühren es gut. Nehmen Sie nicht zuviel Öl.

GEWÜRZE

Wie Sie sicher schon bemerkt haben, werden in der makrobiotischen Küche die starken oder scharfen Gewürze vermieden. Man verwendet eher sanfte und wenige Gewürze, die das Aroma der einzelnen Zutaten verstärken sollen. So werden zum Beispiel auch kleine

Mengen Würzmittel hergestellt, die einen eigenen Geschmack haben, aber eher dazu gegessen als untergemischt werden.

Sesamsalz (Gomasio)

Gomasio eignet sich gut zum Nachwürzen am Tisch und Bestreuen von Getreide. In dieser Zubereitung sind alle Salzkörnchen von einer dünnen Schicht Öl umhüllt, weshalb das Sesamsalz nicht wirklich salzig schmeckt. Der Zweck dieser Zubereitung ist es, kleine Salzmengen essen zu können, ohne besonders viel Durst zu erzeugen. Das Sesamsalz hilft dem Körper, Säuren zu neutralisieren und einen guten Ausgleich zwischen Yin und Yang herzustellen. Sesamsamen enthält hochwertiges Öl und sehr viel Calcium.

Das Verhältnis von Sesamsaat zu Salz kann in Gomasio variieren von 8:1 bis zu 16:1. Im allgemeinen wird man ein Verhältnis von 10:1 oder 12:1 wählen. Für Kinder und ältere Menschen ist ein höherer Anteil von Sesamsaat angebracht.

12 Teile (EL) Sesamsaat   *1 Teil (EL) Salz*

Sesamsaat waschen: Sie füllen eine Schüssel mit kaltem Wasser, geben die Sesamsaat hinein und rühren um, bis ein Teil der Samen oben schwimmt, den Sie durch ein feinmaschiges Sieb gießen. Sie geben jetzt mehr kaltes Wasser in die Schüssel und wiederholen den Vorgang, bis die ganze Sesamsaat abgesiebt ist und nur der Schmutz in der Schüssel zurückbleibt.

Sie lassen die gewaschene Sesamsaat mindestens

30 Minuten abtropfen. Inzwischen rösten Sie das Salz unter ständigem Umrühren in der Pfanne, bis der scharfe Geruch verschwindet, geben es in den Suribachi (Mörser mit Keramikrillen) und verreiben es pulverfein.

Nun rösten Sie den Sesam auf mittlerer Flamme unter Rühren trocken. Wenn er anfängt, in der Pfanne zu springen, legen Sie einen Deckel darauf und bewegen die Pfanne schüttelnd über der Flamme hin und her, bis der Sesam gleichmäßig goldbraun ist und die Körner sich leicht zwischen zwei Fingernägeln knacken lassen.

Dann geben Sie die Sesamsaat zum Salz und reiben gleichmäßig und leicht, bis fast alle Körner (80–90 %) verrieben und zerdrückt sind. Wenn das Gomasio ganz erkaltet ist, geben Sie es in ein fest verschließbares Gefäß, wenn Sie es nicht sofort verbrauchen. Sesamsalz (Gomasio) ist auch überall im Handel zu kaufen, aber das selbst hergestellte schmeckt besser.

Tekka

Tekka ist ein Gewürz, das aus verschiedenen Wurzeln, Ingwer und Sesamöl in mehreren Stunden eingekocht wird. Es ist sehr yang-betont, und man verwendet nur sehr wenig auf einmal davon. Man kann es im Naturkostladen kaufen.

Geröstete Kerne und Nüsse

Kerne

Wahlweise 1 T Sonnenblu-   *einige Tropfen Tamari*
menkerne, Kürbiskerne oder
Sesamsaat

Sie rösten die Kerne trocken in der Pfanne unter leichtem Rühren. Die Kerne fangen an zu duften, werden goldgelb und springen in der Pfanne. Dann nehmen Sie sie vom Feuer und besprenkeln sie leicht mit Tamari und rühren noch ein paarmal um.
Geröstete Kerne schmecken gut auf dem Morgenbrei und anderen Getreidemahlzeiten. Sie sind übrigens auch eine gute »Kauhilfe«, wenn es schwerfällt, das weiche Getreide sehr lange zu kauen.

Nüsse

1 T Nüsse   *einige Tropfen Tamari*

Sie rösten die Nüsse wie die Kerne in der trockenen Pfanne unter Umrühren, bis sie duften und goldgelb werden.
Dann nehmen Sie die Pfanne vom Feuer und fügen Tamari hinzu, wobei Sie noch ein paarmal umrühren.
Das in den Nüssen enthaltene Öl ist schwerer verdaulich; sie sollten daher nicht regelmäßig gegessen werden.

Pulver aus Meeresgemüse

Nori-Dulse-Pulver

1 Teil Nori   *1 Teil Dulse*

Die Algenblätter über der offenen Flamme rösten und anschließend fein zerreiben.

Wakamepulver

Die Wakame in den Backofen legen und bei ca. 150° 10–15 Minuten backen. Die Algen sollten knusprig, aber nicht verbrannt sein. Im Suribachi zerreiben.

Wakame-Sesampulver

Sie backen die Wakame und rösten den Sesam, wie im Rezept auf S. 196 angegeben. Zuerst zerreiben Sie die Algen und fügen dann den gerösteten Sesam hinzu und verreiben ihn ebenfalls, bis 80–90 % der Körner zerkleinert sind.

Wurzel-Misogewürz (Sigure)

je 1 TL Klettenwurzeln und   *1 T Gerstenmiso*
Möhren, beides ganz fein ge-   *1/3 T Sesamöl*
schnitten   *1 TL Sesammus (Tahin)*
1 EL Ingwer, fein gerieben
etwas Wasser

Das Gemüse sollte hierbei äußerst fein geschnitten sein.
Zunächst werden die Klettenwurzeln im Öl gedünstet

und eine Prise Salz hinzugefügt. Wenn sie süßlich duften, geben Sie die Möhren und 2–3 EL Wasser dazu
und lassen alles köcheln.

Wenn das Wasser verkocht ist, fügen Sie den Ingwer
hinzu und wieder ein wenig Wasser. Wenn das verkocht ist, kommt das Miso hinein und wird eine Weile
mitgekocht. Ganz zum Schluß das Tahin unterrühren.
Die ganze Zeit bleibt der Topf bedeckt, nur das Andünsten der Klettenwurzeln geschieht im offenen Topf.
Das Gewürz hält sich 2–3 Wochen im Kühlschrank. Es
sollte sparsam verwendet werden. (Dies ist ein Rezept,
das ich erst kürzlich bei Cornelia Aihara gelernt habe.)

SÜSSE NACHTISCHE UND KUCHEN

Bevor man bei einer makrobiotischen Mahlzeit zum
Nachtisch kommt, sollte man Magen und Darm eine
größere Pause gönnen. Zwei Stunden wären ideal,
doch zumindest die Zeit, die für das Spülen und Auf-
räumen gebraucht wird, sollte man zwischen diese
Gänge legen, vor allem dann, wenn der Darm empfindlich reagiert.

Süßes ist in der Diskussion um gesunde Ernährung vor
allem deshalb verpönt, weil in der konventionellen Küche und in vielen Fertigprodukten Unmengen von
Zucker verbraucht werden und viele Menschen sich
deshalb an ganz starkes Süßen gewöhnt haben. Es gibt
keinen Grund, ein schlechtes Gewissen zu haben wegen des Verlangens, Süßes zu essen. Es muß ja nicht
»zuckersüß« sein, wie Sie gleich sehen werden.

Zum Süßen werden verwendet: Trockenfrüchte wie Rosinen, Aprikosen oder auch mal Backpflaumen und in

kleinen Mengen Getreidemalz wie Reis- und Gerstenmalz.

Aprikosencreme

2 T getrocknete Aprikosen	*1 Prise Salz*
4 TL Wasser	*3 EL Agar-Agar*
1 EL Tahin	

Sie weichen die Aprikosen für 1 Stunde ein und kochen sie dann 30 Minuten mit dem Wasser und der Prise Salz. In den letzten 10 Minuten geben Sie die Agar-Agar-Flocken dazu. Zum Schluß rühren Sie das Tahin hinein. Lassen Sie den Brei abkühlen und pürieren ihn im Mixer.

Vanillesauce

1 T feine Haferflocken	*1/2 TL Vanillepulver*
2 T Wasser	*1 EL Pfeilwurzelmehl*
1 Prise Salz	*evtl. 1 EL Tahin oder Man-*
1 EL Reismalz	*delmus*

Lassen Sie die Haferflocken in dem Wasser mit Salz kurz aufkochen, und seihen Sie sie ab. In der Flüssigkeit, die Sie wieder zum Kochen bringen, lösen Sie das Reismalz auf, fügen die Vanille hinzu und dicken mit dem in kaltem Wasser verrührten Pfeilwurzelmehl an. Nach Wunsch können Sie zum Schluß einen Eßlöffel Tahin oder Mandelmus einrühren.
Die Haferflocken können zusammen mit Getreidebrei gegessen werden.

Bratäpfel

4–6 mittlere Äpfel   Füllung:
1 1/2 Mandeln, fein gehackt   *1 1/2 EL Rosinen, fein gehackt*

Sie entfernen die Kerngehäuse der Äpfel und füllen diese mit der Rosinen-Mandelmischung. Dann backen Sie die Äpfel in einer geölten, feuerfesten Porzellanform bei Stufe 3–4 (200°) ca. 40 Minuten.

Fruchtgelees

Es gibt harte (dem Aspik ähnliche) und weiche Gelees. Das dem Aspik ähnliche Gelee wird auch Kanten genannt. Diese Konsistenz erreicht man mit ca. 1–1 1/2 EL Agar-Agar-Flocken auf 1 Tasse Wasser. Das weichere Gelee entsteht durch das Andicken mit Kuzu oder wenig Agar-Agar-Flocken und Kuzu zusammen. Der Kanten ist eine erfrischende Speise für den Sommer, die weicheren Gelees sind vielfältig verwendbar, u. a. auch als Kuchenbelag.

Kanten mit Wassermelone

2 T Apfelsaft   *3 EL Agar-Agar-Flocken*
2 T Wassermelone in   *1/3 T Rosinen*
Stücken
1 Prise Salz

Sie bringen den Apfelsaft mit dem Salz zum Kochen und rühren die Agar-Agar-Flocken unter. 5 Minuten köcheln lassen. Danach geben Sie die Rosinen dazu und

kochen weitere 5 Minuten. Sie legen die Melonen-
stücke in eine breite Schüssel und gießen die Flüssigkeit darüber, sobald sie lauwarm ist. Stellen Sie die
Speise kühl; sie wird so fest, daß Sie sie schneiden können.

Kanten mit anderen Früchten

Wenn Sie andere Früchte, wie zum Beispiel Äpfel, Bir-
nen, Erdbeeren oder Heidelbeeren verwenden, lassen
Sie diese einige Minuten mitkochen. Wenn die Früchte
sehr süß sind, verwenden Sie keine Rosinen.
Sie können die Speise auch, wenn sie fest ist, stürzen,
wenn Sie die Form vorher kalt ausspülen.

Weiche Fruchtgelees

1 T Früchte (hiesige)
1/2–1 T Wasser oder Apfel-
saft (je nach Süße und Was-
sergehalt der Früchte)
1–2 EL Reismalz, wenn ge-
wünscht

1–1 1/2 EL Agar-Agar-Flok-
ken
1 Prise Salz
1 TL Kuzu

Sie lassen Wasser oder Apfelsaft mit Agar-Agar, Salz
und eventuell Reismalz 5–7 Minuten kochen. Dann geben Sie die Früchte dazu und das in kaltem Wasser angerührte Kuzu und lassen das Ganze 2–3 Minuten köcheln.

Kuchen

Früchtebelag für den im folgenden beschriebenen Teig wird ähnlich wie die weichen Fruchtgelees hergestellt. Sie können selbst entscheiden, ob Sie einen festeren Geleebelag wünschen oder nur wenig, mit Kuzu gelierten Saft.

Obstkuchenteig

2 T Mehl (1050er oder 1/2
Vollkorn, 1/2 1050er)
1 Prise Salz
1 EL Pfeilwurzelmehl
1 EL Zitronensaft

1/3 T Maiskeimöl
etwa 1/2 T kaltes Wasser

Sie mischen das Mehl, Pfeilwurzelmehl und Salz, gießen das Öl darüber und mischen alles kurz mit einer Gabel. Während Sie das Wasser und den Zitronensaft dazugeben, rühren Sie weiter mit der Gabel. Wenn ein Teig entsteht, hören Sie auf zu rühren. Der Teig sollte sich vom Boden der Schüssel lösen. Stellen Sie ihn vor der Weiterverarbeitung 20 Minuten kalt.

Dann rollen Sie ihn aus, legen ihn in eine geölte Kuchenspringform oder auf ein Blech, stechen mit der Gabel mehrmals hinein und backen ihn im vorgeheizten Ofen bei ca. 250° 15 Minuten.

Wenn Sie einen besonders feinen Teig wünschen, nehmen Sie weniger Mehl oder mehr Öl. Dieser sollte dann besonders dünn ausgerollt werden, weil das Gebäck sonst zu schwer verdaulich ist.

Belag aus Trockenfrüchten

2 T Trockenfrüchte, einge-   *1 T Walnüsse, geviertelt*
weicht
1/2 T Orangenschale
2 EL Reismalz

Dieser sehr süße Belag reicht für einen sehr dünn aus-
gerollten Teig aus 1 Tasse Mehl (Zubereitung s.o.). Sie
pürieren die Trockenfrüchte mit dem Reismalz im Mixer, mischen die Orangenschale und die Nüsse unter
und bestreichen den Teig fingerdick. Nach dem Bak-
ken (15–20 Minuten bei 250°) zerschneiden oder bre-
chen Sie den Kuchen in kleine Vierecke, die wie Plätz-
chen serviert werden.

Gedämpfter Möhrenkuchen

3 T Möhren, fein gerieben   *3–4 EL Maiskeimöl*
1/2 T Rosinen   *1 TL geriebene Zitronenschale*
1/4 TL Salz
1 T Weizenvollkornmehl

Variante für festliche Zwecke

1 1/2 T Möhren, fein gerie-   *1 T Süßkartoffeln, fein gerie-*
ben   *ben*
3/4 T Mandeln, fein gemah-   *1/2 T Rosinen*
len   *1 T Weizenvollkornmehl*
1/4 TL Salz
5 EL Maiskeimöl

Alle Zutaten werden zu einem dicken Teig verrührt,
den Sie in ein Gefäß geben, das sich zum Dämpfen im
Drucktopf eignet. Es sollte auf ein Gestell oder ähnli-

ches gestellt werden, damit kein Wasser hineinschwappen kann. Sie füllen den Drucktopf mit ca. 5–7 cm Wasser und legen auf das Gefäß statt eines Deckels einen umgedrehten Teller, der in das Gefäß paßt und nicht obenauf liegt. Er würde dann durch den Druck hochgehoben. Kochen Sie den Teig unter Dampf 1 1/2 Stunden lang, und lassen Sie dann den Dampf sofort ab, damit er sich nicht niederschlägt.

Gedämpfter Kuchen ist bekömmlicher als gebackener.

Falscher Streuselkuchen

etwa 22–25 Zwiebäcke
frisches Obst, zum Beispiel
4–5 große, säuerlich-süße
Äpfel, in Spalten geschnitten
1 T 1050er Mehl
3/4 T Mandeln, fein gemahlen
2 T Wasser

1 T Rosinen
1 1/2 T Wasser
1/4 TL Vanillepulver
1 TL geriebene Zitronenschale
2 Prisen Salz

Wählen Sie eine runde Tortenform aus Porzellan, die Sie einfetten; wenn die Form aus Blech ist, legen Sie sie mit Backfolie aus. Belegen Sie nun den Boden eng mit einer Lage Zwieback. Die Lücken mit Zwiebackstücken füllen.

Darüber kommen 2 Lagen Apfelspalten, mit Zitronenschale leicht bestreut und fest auf den Boden gedrückt. Nun zerkrümeln Sie 5–6 Zwiebäcke mit den Händen und streuen sie über die Äpfel. Darüber kommen wieder 2 Lagen Apfelspalten mit Zitronenschale und darauf noch einmal zerkrümelte Zwiebäcke.

Sie mischen nun Mehl, Salz, Mandeln, Vanille und soviel Wasser (ca. 2 Tassen), daß ein dünnflüssiger Teig

entsteht, den Sie über die Zwiebacktorte gießen. Drük-
ken Sie noch einmal alles gut fest, und schieben den
Kuchen in den leicht vorgeheizten Ofen und backen
ihn 30 Minuten bei 200°. Die Rosinen 15 Minuten in
Wasser kochen. Den Kuchen nach 30 Minuten Backzeit mit dem Rosinensirup übergießen und weitere 10–
15 Minuten backen. Die Rosinen verwenden Sie ander-
weitig.

Äpfel im Tofukleid

*4–5 mittelgroße, säuerliche
Äpfel
250 g Tofu
1/2 T Rosinen
1/2 TL Vanillepulver
1/2 TL geriebene Zitronenschale*

*2 T Wasser
1/2 T 1050er Mehl
2 Prisen Salz*

Die Äpfel schälen, halbieren und das Kerngehäuse entfernen. Sie legen die Apfelhälften mit der Schnittfläche
auf eine geölte Porzellantortenform und machen auf
jeder Apfelhälfte Längsschnitte, schneiden aber nicht
ganz durch.
Sie halten den Tofu in einem Sieb kurz in kochendes
Wasser, zerkrümeln ihn und mischen ihn gründlich
mit den restlichen Zutaten. Wenn nötig, nehmen Sie
den Handmixer, geben Sie dann aber die Rosinen erst
zum Schluß dazu. Begießen Sie die Äpfel mit der Teig-
mischung und lassen sie bei 200° etwa 25 Minuten
backen, bis der Teig obenauf etwas goldgelb wird. Wer
es sehr süß liebt, kann 5 Minuten vor Ende der Backzeit 1 EL Reismalz mit etwas Wasser verdünnt über die
Nachspeise streichen.

Yannoh-Maiskuchen

1 T Maisgrieß (Polenta)	2 EL Reismalz
3 T Wasser	1 EL Tahin
3 TL Yannoh-Kaffeepulver-Instant	1 EL Ingwersaft
	2 EL Mandeln, fein gehackt
1 Prise Salz	

Sie bringen 2 Tassen Wasser mit 1 1/2 EL Reismalz zum Kochen und lassen unter Rühren den Maisgrieß hineinlaufen. Salzen und rühren Sie immer weiter, bis ein sehr fester Brei entsteht. Nach etwa 10 Minuten gießen Sie das restliche Wasser dazu, rühren aber nicht mehr um, schließen den Deckel und lassen den Brei noch 10 Minuten weiter auf kleiner Flamme köcheln. Das Kaffeepulver und das Tahin mit 1 Eßlöffel Wasser im Suribachi verrühren und unter den Brei mischen. Dieser sollte unter Rühren noch einige Minuten kochen. Dann streichen Sie ihn etwa 2 1/2 cm dick auf eine Platte, lassen ihn erkalten und schneiden ihn in beliebig große Stücke. Sie verdünnen den Ingwersaft mit 1/2 EL Reismalz und wälzen die Kuchenstückchen erst im Saft und danach in den gehackten Mandeln.

GETRÄNKE

Banchatee

Diesen Tee gibt es bei uns in Form von Zweigen und Blättern zu kaufen. Der Banchazweigtee wird auch Kukicha genannt. Der Zweigtee enthält so gut wie kein Teein, während der Blättertee etwas anregender ist

Zweigtee:
3 TL Tee   *4 T Wasser*

Sie bringen Tee und Wasser zum Kochen. Die Kochzeit richtet sich nach der gewünschten Stärke und liegt zwischen 3–5 und 10–15 Minuten. Der Tee wird abgesiebt.

Banchablättertee:
3 TL Tee   *4 T Wasser*

Rösten Sie den Tee in einer trockenen Pfanne leicht an und fügen ihm dann kochendem Wasser zu. Stellen Sie die Flamme aus und lassen den Tee noch 3–5 Minuten ziehen, bevor Sie ihn abseihen.

Mutee

Es gibt 2 Sorten Mutee. Die eine ist aus 9, die andere aus 16 Kräutern zusammengestellt. Mutee enthält etwas Ginseng und hat eine yangisierende Wirkung. Er ist ein richtiger Wintertee. Er hat einen sehr würzigen Geschmack.

1 1/2 TL Mutee oder 1 Tee-   *4 T Wasser*
beutel Mutee

Der Tee wird 10 Minuten im Wasser gekocht. Er kann ein zweites Mal verwendet werden.
Anmerkung: Mutee bitte nur in Naturkostläden kaufen und nicht die Mischung, die Teeläden manchmal anbieten.

Apfelsafttee

Sie mischen je zur Hälfte Apfelsaft und Banchatee und trinken ihn kalt – ein erfrischendes Sommergetränk.

Umeboshitrank

4–5 Umeboshipflaumen   *2 T Wasser*

Sie kochen die Salzpflaumen mit dem Wasser 30 Minuten lang und gießen den Saft dann ab. Bewahren Sie ihn kühl auf und verwenden ihn teelöffelweise in 1/2– 1 T Wasser verdünnt als erfrischendes Getränk an heißen Tagen.

Apfelsaft-Kuzu-Trank

1 T Apfelsaft   *2 TL Kuzu*
1 T Wasser   *1 Prise Salz*

Sie bringen Apfelsaft, Wasser und Salz zum Kochen und dicken mit dem in wenig kaltem Wasser angerührten Kuzu an. Sie lassen das Getränk noch ein wenig weiterkochen, bis es klar ist. Wenn gewünscht, würzen Sie mit ein wenig Ingwersaft. Heiß schmeckt dieser Trank am besten. Er tut gut nach zuviel Salzverzehr. Auch kann er einen fruchtigen Nachtisch ersetzen.

Yannoh-Getreidekaffee

Bei diesem kräftigen Getreidekaffee sollte man auch die Instantversion kochen und nicht nur aufgießen, da er sehr körnig ist.
Kochen Sie 2–4 Teelöffel Kaffee in 4 Tassen Wasser je

nach gewünschter Stärke 5–10 Minuten. Abseihen ist empfehlenswert.

Dies ist ein yang-betontes Getränk.

ZUSAMMENSTELLUNG DER MAHLZEITEN

Erfahrungsgemäß fällt es vielen Anfängern zunächst nicht leicht, beim Einstieg in die neue Ernährungsform die einzelnen Gerichte miteinander zu kombinieren. Im folgenden finden Sie Vorschläge für jeweils ein Frühstück, eine Hauptmahlzeit und eine kleinere Mahlzeit in den vier Jahreszeiten. Diese Beispiele können als kleiner Leitfaden dienen, wenn Sie Ihren Einstieg in die makrobiotische Kost vielleicht mit verschiedenen Einzelgerichten probiert haben und nun ganze Mahlzeiten kreieren möchten.

Vier Frühstückskombinationen

Misosuppe mit Wakame, Zwiebeln und Möhren	+ Cremiger Reis mit Hirse mit gedämpften Löwenzahnblättern (vor dem Blühen der Pflanze pflücken)	*Frühling*
Klare Gemüsebrühe mit Möhre und Tofustückchen	+ Gedämpftes Sauerteigbrot mit Aufstrich	*Sommer*
Cremige Kürbis-Misosuppe	+ Gerstenbrei mit Hafer und gerösteten Kernen	*Herbst*

Misosuppe, lagenweise gekocht mit Sellerie und Kürbis	+ Reiscreme aus geröstetem Reis vom Vortag, warm gemacht im Dämpfsieb, dazu blanchierter Grünkohl	*Winter*

Die folgenden Zusammenstellungen habe ich großes und kleines Mahl genannt. Sie sind wahlweise für den Mittag oder Abend geeignet. Es ist natürlich günstiger, abends nicht zuviel zu essen; die meisten Menschen können es aus beruflichen Gründen jedoch nicht vermeiden, die Hauptmahlzeit auf den Abend zu verlegen. Man sollte darauf achten, drei Stunden vor dem Zubettgehen nicht mehr zu essen. In diesen drei Stunden ist die Verdauungsarbeit so weit geleistet, daß sie den Schlaf nicht mehr stören kann bzw. nichts Unverdautes mehr den Darm belastet.

Noch ein kleiner Tip: Die Zusammenstellungen der großen Mahlzeiten mögen Ihnen vielleicht sehr reichhaltig erscheinen. Bedenken Sie bitte, daß einiges davon auch schon mal für zwei Mahlzeiten reicht und Pickles zum Beispiel auf Vorrat hergestellt werden. Im Sinne der vielbesprochenen Ausgewogenheit ist die Vielfältigkeit einer großen makrobiotischen Mahlzeit wünschenswert. Schauen Sie sich hierzu noch einmal die Abb. auf Seite 97 an, die die Zusammenstellung der Kost zeigt, sowie die daran anschließende Beschreibung einer Mahlzeit, die einfach oder aber reichhaltig sein kann.

Großes Mahl

Kleines Mahl

Frühling

- Reis, unter Druck gekocht
- pikantes Linsengericht
- gedünsteter Weißkohl mit Sprossen
- fritierte Löwenzahnblätter im Tempurateig oder einfacher:
- Löwenzahnblätter blanchiert
- Hizike mit Möhren
- kurz gepreßte Gurkenscheiben

- Klare Suppe mit Fu
- Sauerteigbrot, gedämpft mit Miso-Tahinsauce
- Pickles

Sommer

- Nudeln, gekocht (Band- oder Spirelli)
- Tofu-Gemüsepfanne
- grüne Sauce
- gekochte Zuckermaiskolben
- gepreßter Chinakohl
- Arame mit Knoblauch

- Getreidebratlinge mit Pilzsauce
- grüner Salat mit Dressing

Herbst

- Reis mit Gerste, unter Druck gekocht
- Gemüse-Schichttopf (Zwiebeln, Möhren, Kohl)
- Azukibohnen-Kürbisgericht
- fritierte Noriblätter in Tempurateig
- gedämpfter Rettich mit Umeboshi-Dressing
- geröstete Kürbiskerne
- Pickles
- Gekochter Salat (kurz gekochtes Gemüse)
- mit Bohnensauce
- Buchweizenpfannkuchen
- Pickles

Winter

- Reis, unter Druck gekocht
- schwarze Sojabohnen
- gebackener Kürbis
- gedämpfter Grünkohl mit Umeboshi-Dressing
- Wurzelmisogewürz
- Klettenwurzel-Kinpira
- Takuan (eingelegter Rettich)
- Miso-Buchweizensuppe
- Hiziketaschen mit süßsaurer Sauce II
- eingelegte Gurken

VI. Hausmittel und andere gesundheitsfördernde Maßnahmen

Umschläge und Packungen

Die Verwendung von eßbaren und nichteßbaren Pflanzen als Selbsthilfemittel zur Heilung und Linderung ist in jeder Kultur von jeher gebräuchlich gewesen. In letzter Zeit wird auch bei uns altes Wissen wieder erinnert und angewandt.

Die folgenden Rezepte stammen aus dem Fernen Osten; sie wurden schon vor Tausenden von Jahren vom Volk benutzt.

Der Ingwerumschlag

Er ist eine der bekanntesten Anwendungen. Er ist sehr wirkungsvoll bei vielen Arten akuter oder chronischer Schmerzen, zum Beispiel

- Rheuma
- Arthritis
- Rückenschmerzen
- Nierensteinen
- Gallenblasensteinen
- Blasenentzündung
- Zysten, gutartigen Tumoren

– bei Krebsgeschwulsten als Vorbereitung eines Taropflasters – nicht länger als 5 Minuten.

Der Ingwer-Umschlag sollte *nicht* angewendet werden bei:

– Blinddarmentzündung (und Verdacht auf …)
– Lungenentzündung (und Verdacht auf …)
– Fieber
– Säuglingen und Kleinkindern
– Schwangeren auf den Unterleib.

Der Ingwerumschlag bewirkt in stagnierten Bereichen eine starke Anregung des Kreislaufes von Blut und Körperflüssigkeiten. (Stagnation/Stau zeigt sich im allgemeinen durch Schmerzen, Schwellung, Steifheit oder Entzündung.)

Anwendung

Ungefähr 150 g Ingwer reiben (auf einer Porzellanscheibe, da eine metallene die Fasern des Ingwer zu sehr aufreißt). Den geriebenen Ingwer locker in ein Baumwollsäckchen binden und in ca. 4 Liter sehr heißem Wasser (das nicht kochen darf) leicht ausdrücken und danach ins Wasser hängen. Beim Siedepunkt werden die aktiven Bestandteile des Ingwer zerstört, daher unbedingt achtgeben, daß das Wasser nicht kocht. Den Beutel ca. 15 Minuten im Wasser ziehen lassen.

Für den Umschlag benutzen Sie leichte Tücher, die sehr gut ausgewrungen, so heiß wie möglich auf den Körper gebracht und mit trockenen Tüchern warm bedeckt werden. Nehmen Sie dazu 3 Handtücher, von denen 2 immer auf dem Körper liegen, während das dritte im Topf erhitzt wird. Das zuunterst liegende Tuch wird weggenommen und das neue heiße auf das verbleibende gelegt. So ist gewährleistet, daß es weder zu kalt noch zu heiß werden kann. Damit man sich die Hände nicht verbrennt, zieht man am besten Gummihandschuhe beim Auswringen der Tücher an.

Die Umschläge sollten insgesamt 20–30 Minuten lang wiederholt werden. Am schönsten ist es natürlich, wenn man sich die Behandlung von jemand anders angedeihen läßt und dabei ganz entspannt. Die Temperatur bitte vorsichtig prüfen, damit keine Verbrennungen entstehen.

Sollten Beschwerden auftreten oder Schmerzen sich verschlimmern, was eigentlich nicht zu erwarten ist, muß die Behandlung abgebrochen werden.

Das Ingwerwasser sollte nicht zum zweiten Mal für Umschläge erhitzt werden, kann aber wohl am selben Tag noch für heiße Abreibungen oder ein Fußbad Verwendung finden.

Achtung! Verwenden Sie bitte nie Gummi- oder Plastiktücher für Umschläge oder Auflagen!

Ingwerumschläge können 4–5 Tage nacheinander durchgeführt werden, dann sollte eine Pause folgen. Bei chronischen Beschwerden können Sie nach einigen Tagen erneut mit einer 4–5-Tage-Behandlung beginnen.

Der Tofuumschlag

Tofu, bekannt als Nahrungsmittel, hat die Eigenschaft, Fieber zu senken und Entzündungen und Schwellungen zum Abklingen zu bringen.

Anwendung

Sie legen den Tofu in ein sauberes Tuch und pressen das Wasser heraus. Dann geben Sie 5 % geriebenen Ingwer und 10–15 % weißes Mehl zum Tofu und rühren das Ganze zu einer Paste. Bei Fieber kann der Umschlag auf die Stirn gelegt werden. Er erwärmt sich schnell und muß öfter erneuert werden.

Anmerkung: Bei fiebersenkenden Maßnahmen, vor allem bei Kindern, ist es sinnvoll, das Fieber bald nach der ersten Anwendung wieder zu messen, weil eine zu starke Senkung der Temperatur (mehr als 1 bis 1,5° ist zuviel) nicht wünschenswert ist.

Das Taropflaster

Taro ist eine kartoffelartige Wurzel, die in heißen Gegenden wächst. In Indien wird sie albi genannt. Sie ist eßbar (stark Yin) und schmeckt gut in Misosuppe.

Die Tarokartoffel kann toxische Ansammlungen wie Eiter, Gifte und stagniertes Blut durch die Haut aus dem Körper ziehen und Schwellungen und Geschwulste zum Abklingen bringen.

Wenn die Haut durch eine Ingwerkompresse von 10 Minuten Dauer vorbereitet wird, ist die Wirkung um so stärker. Bei der Anwendung von Tarokartoffelumschlägen bei Krebstumoren soll der Ingwerumschlag höchstens 5 Minuten aufgelegt werden.

Es gibt einige sehr gute Erfahrungen mit der Behandlung von nicht zu großen Krebstumoren mit Taroumschlägen als begleitende Maßnahme. Es ist unbedingt zu empfehlen, sich in einem solchen Fall von einem erfahrenen Berater begleiten zu lassen.

Anwendung

Man schält die Kartoffel, reibt den weißen Teil (es sollten nur die weißen und nicht die rosa Tarokartoffeln für Umschläge benutzt werden) auf einer sehr feinen Reibe und mischt 5 % geriebenen Ingwer unter. Ist die Masse zu feucht, gibt man etwas weißes Mehl dazu, um sie zu binden. Der Umschlag sollte direkt auf die Haut aufgebracht werden. Reagiert diese gereizt, d. h. juckt sie, ist eventuell zuviel Ingwer verwendet worden.

Der Umschlag ist solange wirksam, bis die Masse gipsartig getrocknet ist. Das Taropflaster kann regelmäßig, bis eine spürbare Wirkung eintritt, angewendet werden. Die Tarokartoffel ist in asiatischen Läden zu bekommen.

Der Buchweizenumschlag

Buchweizen ist in der Lage, Wasseransammlungen aus dem Körper zu ziehen, am besten im Bereich des Unterleibs oder des Brustkorbs oder auch bei Gelenkschwellungen nach Verstauchung.

Anwendung

Mischen Sie Buchweizenmehl mit warmem Wasser, so daß Sie einen ziemlich festen Teig erhalten. Legen Sie ihn direkt auf die Haut und befestigen ihn mit einem Baumwolltuch. Nach 1–2 Stunden bzw. wenn der Teig wäßrig geworden ist, muß der Umschlag durch einen neuen ersetzt werden. Wenn der Umschlag warm gehalten wird, erzielt man eine noch bessere Wirkung.

Zum Warmhalten kann eine Salzpackung verwendet werden.

Die Salzpackung

Verwenden Sie Meersalz für die Packung. Salz ist ein guter Wärmespeicher. Erhitzen Sie 1 bis 1,5 Pfund Salz in einer schweren Pfanne und wickeln es in ein starkes Baumwolltuch oder einen kleinen Sack oder Kopfkissenbezug. Wenn es zu heiß zur Auflage ist, wickeln Sie ein zweites Tuch darum.
Das Salz kann wieder erhitzt werden, wenn es abgekühlt ist.

Bäder

Vollbad mit Meersalz

Sie geben 3–4 Tassen graues, grobes Meersalz in die halbgefüllte Badewanne. Das entspricht ungefähr der Salzkonzentration im Meer. Es wirkt entspannend, ausgleichend; mit Ingwer (zum Beispiel Rest von Kompressen) ist es anregend und entspannend. Das Salzbad tut auch den Nieren gut.

Sitzbad (Hüftbad)

Beim Sitzbad reicht das Wasser bis zum Nabel. Man kann es mit Meersalz zubereiten wie das Vollbad. Wirkungsvoller ist es mit getrockneten Rettich- oder Rübenblättern, besonders bei allen Unterleibsbeschwerden bei Frauen, wie Geschwulsten, Myomen, Verwachsungen, Ausfluß und Menstruationsbeschwerden sowie Blasenentzündung.

Anwendung

Grünzeug von Rüben, Rettich oder Radieschen sammeln und trocknen. Für das Bad setzen Sie 4 Liter Wasser auf und geben eine feste Handvoll von den getrockneten Blättern sowie eine kleine Handvoll Meersalz hinein. Das Wasser sollte mindestens 40 Minuten kochen, bis es eine bräunliche Farbe hat.
Dauer des Bades: 15 Minuten, wobei Sie sich eine Decke um die Schultern legen, die Sie wie ein Zelt schön warm hält. Danach sollten Sie sich warm halten und ins Bett gehen. Das Bad kann bis zu 10 Tagen 1mal täglich genommen werden.

Tees und andere heilende Getränke

Bei Verspannung und daraus entstandenen Kopfschmerzen; auch bei Magenkrämpfen

Apfelsaft-Kuzu-Getränk

Je 1 Tasse Apfelsaft und Wasser mischen und die Flüssigkeit mit einer Prise Meersalz zum Kochen bringen. 2 Teelöffel Kuzu in 4 Teelöffel kaltem Wasser umrühren und unter Umrühren zum kochenden Wasser geben.

Lassen Sie das Getränk kochen, bis es klar und angedickt ist. Die Menge ergibt 2 Portionen.

Bei Süßverlangen

Süßes Gemüsegetränk

Wählen Sie einige Gemüsesorten, die durch das Kochen süß werden, und schneiden Sie sie sehr klein, zum Beispiel Möhren, Kürbis, Zwiebeln, Weißkohl, Pastinaken. Das Gemüse 15 Minuten in der 3- bis 4fachen Menge Wasser kochen. Der Saft sollte immer warm getrunken werden.

Für einen klaren Geist und bei Müdigkeit

Kombualgentee

Ein 8–10 cm großes Kombualgenstück in 2 Tassen Wasser 10–15 Minuten kochen. Dieses Getränk sollte lauwarm getrunken werden. Bei einer bestehenden Überfunktion der Schilddrüse ist der Tee wegen seines Jodgehalts ungeeignet.

Schleimlösend, be-
sonders für die
Atemwege und bei
Husten

Lotuswurzeltee
Lotuswurzelpulver: Nehmen Sie 1 Teelöffel Pulver pro Tasse und kochen es in Wasser auf kleiner Flamme 10 Minuten; fügen Sie eine Prise Meersalz oder Sojasauce hinzu.
Frische Lotuswurzel ist wirkungsvoller. Sie wird geraspelt, der Saft ausgepreßt und mit der gleichen Menge Wasser einige Minuten geköchelt. Geben Sie zum Schluß 1 Prise Meersalz und ein paar Tropfen Ingwersaft hinein.

Zur Anregung der
Nierentätigkeit

Maisgrannentee
Die Grannen der Maiskolben können Sie getrocknet kaufen. Kochen Sie 1 Eßlöffel Grannen in 4 Tassen Wasser für 10 Minuten. Trinken Sie den Tee warm.

Zur Entschlackung

Umeboshi-Gemüsetrank
Sie brauchen eine Möhre, weißen Rettich, Wasser zu gleichen Teilen (zum Beispiel je 1/3 Tasse) und eine Salzpflaume. Raspeln Sie Möhre und Rettich sehr fein und kochen die Mischung 3 bis 4 Minuten lang. Warm essen bzw. trinken.

Fiebersenkend

Rettichgetränk Nr. 1
1/2 Tasse weißen Rettich sehr fein

gerieben mit 1 Eßlöffel Shoyu und eine Messerspitze frisch geriebenen Ingwer mischen. 1 Tasse heißen Banchatee darüber gießen. Das Getränk wird warm getrunken.

Shiitakepilztee
Einen getrockneten Pilz einweichen, den Stiel entfernen und den Pilz in feine Streifen schneiden. In 2 Tassen Wasser ungefähr 20 Minuten lang kochen und 1 Prise Salz oder einige Tropfen Shoyu dazugeben. Trinken Sie davon nur jeweils 1/2 Tasse. Neben der fiebersenkenden Wirkung wird auch die Leber durch diesen Tee sehr angeregt.

Zum Entwässern

Rettichgetränk Nr. 2
Reiben Sie 1/3 Tasse weißen Rettich sehr fein, mischen ihn mit 1 Tasse heißem Wasser, fügen ein paar Tropfen Shoyu hinzu und lassen das Ganze kurz aufkochen. Das Getränk hat eine starke Wirkung. Trinken Sie höchsten 3 Tage lang jeweils 1mal am Tag davon.

Stark fett- und schleimlösend

Rettichgetränk Nr. 3
1 Eßlöffel sehr fein geriebenen weißen Rettich mit 1 Tasse hei-

ßem Banchatee übergießen und einige Tropfen Shoyu unterrühren. Benutzen Sie dieses stark wirkende, fett- und schleimlösende Getränk nicht oft.

Bei Grippe und Er-
kältung

Ume-Scho-Banchatee

Gießen Sie über eine halbe Salzpflaume und 1 Teelöffel Shoyu sowie etwas roh geriebenen Ingwer 1 Tasse heißen Banchatee.

Ume-Sho-Kuzu

1 Tasse Wasser und 1 Teelöffel Kuzu unter ständigem Rühren erhitzen, bis die Flüssigkeit klar und dick wird; 1 Salzpflaume, 1/2 Teelöffel Shoyu (oder Tamari) und etwas geriebenen rohen Ingwer hineinrühren. Trinken Sie das Gemisch warm.

Andere gesundheitsfördernde Maßnahmen

Makrobiotische Ernährung findet eine gute Ergänzung in verschiedenen körperlich/geistigen Aktivitäten. Dazu gehören verschiedene Meditationsformen, bewußtes Atmen, Körperübungen wie Yoga, Selbstmassage (Do-In), Meridian-Dehnungsübungen, Shiatsu und vieles andere mehr.

Meditation

Es gibt viele verschiedene Formen der Meditation. Wer sich damit nicht näher befassen möchte, sollte sich vielleicht dennoch einmal am Tag eine kurze Pause gönnen und sich zurückziehen, um ruhig zu werden und die Gedanken vom Tagesgeschehen zu befreien. Dabei kann es hilfreich sein, sich auf den Atem zu konzentrieren.

Bewußtes Atmen

Die Atmung ist Teil einer bewußten Ernährung. Mit ruhiger und tiefer Atmung führen wir dem Körper mehr Sauerstoff zu und entspannen. Mit erhöhter Sauerstoffzufuhr werden wir munterer und klarer im Kopf, und der Körper kann mehr Schlacken verbrennen.
Genauso wichtig ist der Ausstoß von Kohlendioxyd beim Ausatmen, weshalb es sehr wichtig ist, lange und gründlich auszuatmen.
Es gibt auch hierzu inzwischen viel Literatur, und bei allen Bewegungs- und Körperübungsanleitungen wird auf richtiges Atmen hingewiesen.

Selbstmassage (Do-In)

Diese Massage ist eine wunderbare Möglichkeit, den Energiefluß im Körper anzuregen. Die Selbstbehandlung geschieht durch Reiben, Pressen und Klopfen des Körpers. Im folgenden stelle ich ein kleines Programm vor, das morgens oder zu jeder anderen Tageszeit durchgeführt werden kann und je nach Ausdauer 10–20 Minuten in Anspruch nimmt. Es macht sehr munter, eignet sich also nicht unbedingt zur Anwendung vor dem Schlafengehen.

Behandelt werden alle Körperpartien und einige wichtige Punkte, die auf Meridianen liegen. Die Übungen stammen aus verschiedenen Do-In-Programmen, die in schriftlicher und mündlicher Form von makrobiotischen Lehrern weitergegeben werden.

Man geht von oben nach unten vor:

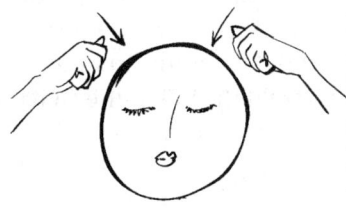

Klopfen Sie den Kopf, indem Sie die geballten Hände leicht und locker auf den Kopf fallen lassen. Klopfen Sie oben, seitwärts und hinten.

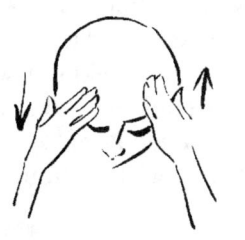

Reiben Sie die Stirn mit flachen Fingern in entgegengesetzter Richtung.

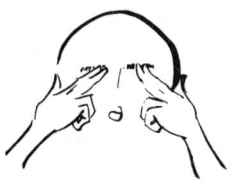

Streichen Sie mit jeweils zwei Fingern die Augenbrauen kräftig von innen nach außen aus.

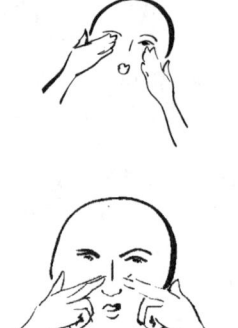

Jetzt wird die knöcherne Augenhöhle durch den Druck der Fingerspitzen kräftig massiert, erst über, dann unter den Augen.

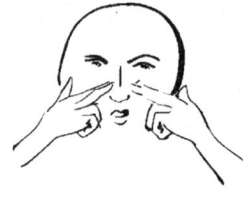

Die Nase wird mit jeweils zwei Fingern seitlich kräftig massiert, jeweils in entgegengesetzter Richtung.

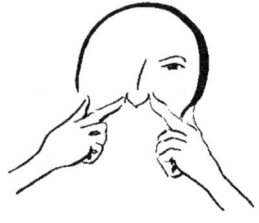

Nun massieren Sie die kleinen Flächen direkt neben den Nasenflügeln druckpunktähnlich mit jeweils einem Finger.

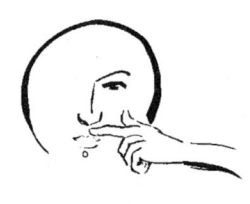

Ebenfalls druckpunktähnlich massieren Sie nun den Punkt direkt unter der Nasenscheidewand und danach den Punkt zwischen Unterlippe und Kinn.

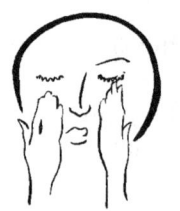

Reiben Sie die Wangen mit beiden Handflächen kräftig von oben nach unten.

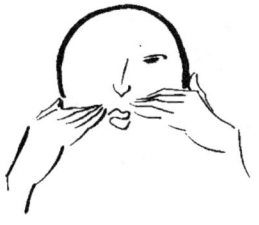

Jetzt ist das Zahnfleisch an der Reihe: Es wird durch die Wangen hindurch mit den Fingerspitzen mit kräftigem Druck massiert.

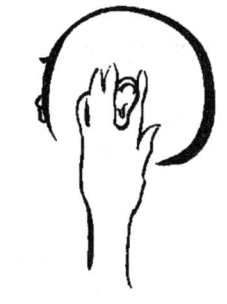

Die Ohren: Sie nehmen die Ohren jeweils zwischen Zeigefinger und Mittelfinger und reiben kräftig die Flächen vor und hinter der Ohrmuschel.

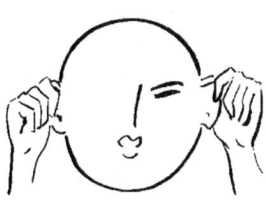

Kneten und massieren Sie kräftig ihre Ohrmuscheln. Zuerst mag dies etwas weh tun, aber nach einer Weile merken Sie, wie gut das tut. Fast jeder Kopfschmerz weicht dieser Behandlung. Die Ohrmuscheln werden dadurch mit der Zeit ganz weich und geschmeidig. Danach schlagen Sie die Ohrmuscheln von hinten und vorn, jeweils mit vier Fingern, leicht »aus«.

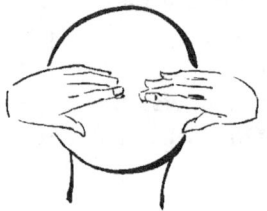

Legen Sie jetzt die Hand-
flächen über die Ohren, so
daß sich die Fingerspitzen
am Hinterkopf begegnen.
Legen Sie den Zeigefinger
auf den Mittelfinger. Be-
wegen Sie den Zeigefinger
mit kräftigem Druck vom
Mittelfinger auf den Hin-
terkopf (schnipsen). Diese
Übung wird die »himmli-
sche Trommel« genannt.

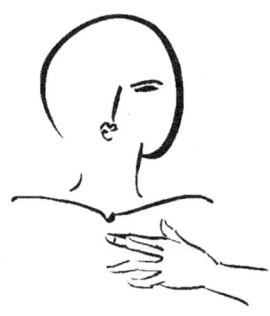

Massieren Sie nun mit der
Fingerspitze den Punkt,
wo die Schlüsselbeine in
der Halsgrube zusammen-
treffen. Sie können den
Druck verstärken, indem
Sie mit einem anderen
Finger auf den ersten drük-
ken. Dies ist der sogenannte Schönheitspunkt. Ihm
wird nachgesagt, daß er
das Aussehen insgesamt
verschönt.

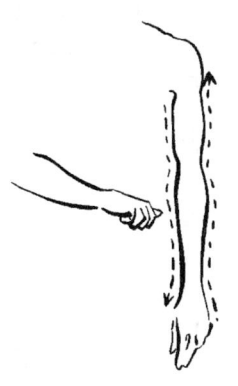

Nun kommt wieder eine Klopfmassage: Bilden Sie eine Faust und klopfen locker den jeweils gegenüberliegenden Arm, auf dem Handrücken beginnend bis zur Schulter, dann von der Achselhöhle aus auf der Arminnenseite nach unten (dem Lauf der Meridiane folgend). Nach dem Klopfen stützen Sie den Ellbogen des Armes, der geklopft hat, mit der anderen Hand und lassen die Faust locker klopfend auf der jeweiligen Nacken- und Schulterseite niedergehen.

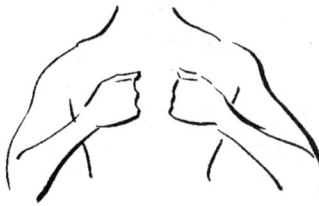

Klopfen Sie mit beiden Fäusten oberhalb der Brüste auf den Brustkorb. Singen Sie dabei einen oder mehrere Töne. Fühlen Sie die Resonanz im Brustkorb. Diese Übung wirkt schleimlösend. Nach einiger Zeit regelmäßiger Übung können Sie feststellen, daß Ihre Stimme »sonorer« wird.

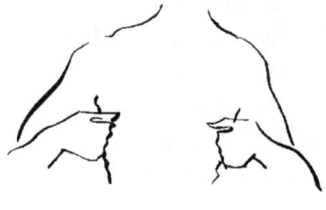

Reiben Sie mit geballten Fäusten seitlich über die Rippen wie auf einem Waschbrett.

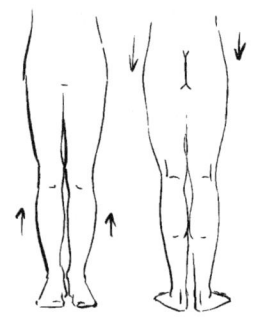

Weiter mit der Klopfmassage: Mit beiden Fäusten klopfen Sie die Beine ab, vorne von unten nach oben und hinten von oben nach unten, das Gesäß mit einbeziehen.

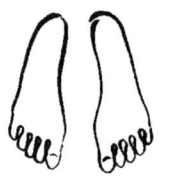

Die Massage der Füße: Zunächst werden die Zehen einzeln kräftig massiert, von unten nach oben, leicht drehend und drückend. Danach behandeln Sie die »Schwimmhäute« zwischen den Zehen. Wenn das ungewohnt ist, gehen Sie zart vor, es tut zunächst etwas weh. Der Fußrücken wird ebenfalls massiert, und zwar entlang der Zwischenräume zwischen den Fußmittelknochen, der Knochen, die zu den Zehen führen. Dann die Füße drehen und kneten. Auch die Knöchel umfassen und reiben.

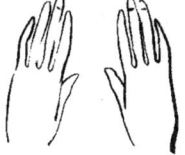

Die Finger werden in derselben Weise wie die Füße behandelt: jeder einzelne Finger, die »Schwimmhäute«, die Knochenzwischenräume.

Alle Übungen sollten mindestens 5mal, besser 10mal hintereinander durchgeführt werden. Während der Übungen ruhig und gleichmäßig ein- und ausatmen.

Shiatsu

Im Japanischen bedeutet shi = Finger und atsu = Druck. Shiatsu, auch Akupressur genannt, ist eine orientalische Massage, bei der die Finger auf bestimmte Punkte des Körpers gepreßt werden, um Schmerzen, Spannung und Krankheitssymptome zu lindern. Viele makrobiotisch lebende Menschen haben sich in Kursen ein Grundwissen von Shiatsu angeeignet und sind so in der Lage, sich und Freunden hilfreiche und angenehme Behandlungen zu geben.
Shiatsu wird von ausgebildeten Meistern auch eingesetzt, um ernsthafte Störungen des Gleichgewichts im Organismus zu heilen.

Regelmäßige körperliche Bewegung

Sie tut not, um den täglichen Ausgleich für sitzende oder einseitige körperliche Tätigkeit zu finden. Zu diesem Zweck ist ein Spaziergang oder Wandern von 1/2–1 Stunde pro Tag oder mindestens jeden 2 Tag »gesünder« als wöchentliche 2 Stunden übermäßig anstrengendes Fitneßtraining. Was Sie auch auswählen, um sich fit zu halten, es wäre schön, wenn es in der Intensität und Regelmäßigkeit zum Weg der Mitte passen würde.

Meridian-Dehnungsübungen

Diese Übungen beeinflussen hauptsächlich die inneren Prozesse des Körpers – die Drüsen, Organe und den gesamten Stoffwechsel. Sie stellen eine Abwandlung der jahrhundertealten Praxis des Do-In dar, die den Alterungsprozeß verzögert. Der Energiefluß innerhalb des Körpers wird harmonisiert und stetig verbessert.

Das Programm besteht aus sieben Übungen. Sechs davon stimulieren jeweils einen anderen Meridian und die siebte wirkt auf alle Meridiane. So werden alle Organe gleichermaßen erreicht.

Das Übungsprogramm kann je nach Intensität und Ausdauer 20–40 Minuten in Anspruch nehmen. Das vollständige Programm finden Sie mit Abbildungen in dem Buch von Michio Kushi: »Der makrobiotische Weg«.

Körperpflege

Lange heiße Bäder oder Duschen sind ungesund. Heiße Bäder sollten nicht zu oft genommen werden, und wenn, dann sollten sie nicht länger als 10–15 Minuten dauern.

Als sehr wirksam für Haut, Kreislauf und Lymphsystem hat sich die *Abreibung* mit heißem Frotteetuch erwiesen. Das Wasser, in das Sie das nicht zu große Frotteetuch immer wieder tauchen, sollte so heiß wie möglich und das Tuch *sehr* stark ausgewrungen sein. Damit reiben Sie den Körper kräftig ab, immer dem Herzen zu, bis die Haut ganz rot ist.

Das Ziel der heißen Hautabreibung ist:

- Befreiung der Haut von Ausscheidungen und äußerem Schmutz,
- Anregung des Lymphsystems,
- Aufladen der elektrischen Energie.

Nach einiger Zeit der Anwendung werden Sie eine angenehme Verbesserung der Haut feststellen. Meistens erübrigt sich dann eine sogenannte Körperlotion oder ein Öl, weil die Haut zusammen mit der guten Pflege von innen, nämlich durch die Ernährung, zart und geschmeidig geworden ist.

Es versteht sich von selbst, daß, wenn Kosmetika Verwendung finden, es nicht die handelsüblichen sein sollten. Ein Tip zur Pflege von empfindlicher Haut bei Rötungen und dergleichen: Olivenöl aus dem Naturkostladen, dünn aufgetragen.

Im Naturkostladen finden Sie auch Hautcremes und Lotionen, die frei von chemischen Zusätzen sind und selbstverständlich nicht durch Tierversuche erprobt wurden.

Schlußbemerkungen

Einige Worte zur Überheblichkeit

»Die Aufgabe des makrobiotischen Weges besteht darin, diese egoistische Gier nach einem falschen, arroganten Überlegenheitsgefühl in tausend Teile zu zersplittern und das wahre Glück, welches fromm und bescheiden ist, zu gewähren.«
George Ohsawa. »Lebensführer Makrobiotik«

George Ohsawa, der moderne Begründer der Makrobiotik, nannte sie die schrecklichste und am schwersten zu heilende Krankheit: die Arroganz oder die Überheblichkeit.

Er meinte damit unter anderem die Einstellung des Menschen zur Erde, zur Natur, zum Universum sowie seinen Umgang mit dem Leben.

Wir Menschen haben gezeigt und tun das immer wieder aufs neue, daß wir gewillt sind, alles auszuprobieren, und das auf Kosten anderer Lebewesen und der Erde. Wir akzeptieren keine Grenzen und halten alles für machbar.

Genauso gehen wir mit unserer Physis um. Wir muten unserem Körper dauernd Grenzüberschreitungen zu und beuten ihn aus. Das ist Überheblichkeit gegenüber der Natur und ihren Gesetzen.

Auch wenn wir die Entscheidung getroffen haben, es anders zu versuchen und Verantwortung zu übernehmen, heißt das noch nicht, die schwerste aller Krankheiten abgeschüttelt zu haben: Ein schönes Gefühl ist es, den Weg beschritten zu haben und fühlbare Resultate zu bekommen. Freude und Stolz erfüllt den Menschen. Es hat sich doch gelohnt, sich anzustrengen und sich zu überwinden. Das Wohlgefühl, die Zufriedenheit spornt an, weiterzumachen. Der Erfolg ist ein Äquivalent für die Schwierigkeit, in der Gesellschaft anders zu leben als die Mehrzahl der Menschen.

Der Stolz wächst – man erhebt sich: Mitleid regt sich mit den noch »Unwissenden« und vielleicht Gefühle von Ärger, daß sie nicht verstehen wollen, was sie sich und der Erde antun. Ein nachsichtiges Lächeln für Leute, die fragen » ...das darfst du wohl nicht essen?« oder auch Ärger, wenn Freunde oder Verwandte immer noch nicht damit umgehen können, daß man anders ißt. Es wird der Kopf geschüttelt über andere Makrobioten oder diskutiert: Welcher Lehrer hat denn nun recht?

Was ist passiert? Man hat sich entschieden, einen bestimmten Weg zu gehen, und findet sich in der Entscheidung bestätigt. Hat man diese Entscheidung für alle Welt mitgetroffen? Steht man im Wettbewerb ... »Wer ist am meisten makrobiotisch«?

Eine Krankheit ist ausgebrochen, die den makrobiotischen Gedanken blockiert. Man kann noch so viele gute Sachen essen oder auch »streng« leben. Wenn der Geist blockiert ist, findet weder Heilung noch Wandel statt.

Wenn mit der neuen Ernährung unser Blut gereinigt

wird von alten Schlacken, zeigt der *Körper* oft unter Beschwerden, daß er losläßt, was er lange festgehalten hat.

Wenn der *Geist* loslassen muß von Leistungs- und Wettbewerbsdenken, bäumt er sich auf, und erschrocken schaut der Mensch auf seine starken Regungen.

Gemach, Freunde – mit Zufriedenheit, Freiheit und Demut wächst auch der liebevolle Umgang mit der Umwelt, ob nun makrobiotisch lebend oder nicht. Es wird unwichtig, Vergleiche anzustellen. Wir sind eben alle auf dem Weg, ob Einsteiger oder Lehrer.

Makrobiotik – ein elitärer Anspruch oder vertretbar für alle?

Wer gegen den Strom schwimmt und Regeln für sich in Anspruch nimmt, die seiner eigenen Gesundheit dienlich sind, muß sich fragen und auch fragen lassen, ob sich seine Überzeugungen mit Ökonomie und Gesundheit der übrigen Gemeinschaft/Gesellschaft vertragen.

Das kann man für die Makrobiotik voll bejahen, weil es nur von Vorteil wäre, wenn möglichst viele Menschen:

- zur Lösung des Problems der Massentierhaltung und ihrer Folgen den Fleischkonsum herunterschrauben oder einstellen würden;
- zur Verminderung von Degenerationskrankheiten Zucker und Weißmehlprodukte vermeiden würden;
- um der Ausbeutung der Natur und Auslaugung der Bö-

den entgegenzuwirken, auf biologisch erzeugten Lebensmitteln bestehen würden;
- mit dem Effekt der Senkung der Kosten im Gesundheitswesen durch ausgewogene Ernährung mit Getreide und Gemüse ihre Gesundheit wiederherstellen würden.

Wenn sie ferner
- körperlich aktiver würden im Sinne von naturverbundenen, aber nicht die Natur zerstörenden Aktivitäten, und das
- eher im engeren Umkreis statt in weiter Ferne ...

Wenn also mehr Menschen sich auf das große Leben einlassen würden, hätte das Folgen, wie zum Beispiel folgende:
- Die Regenwälder würden geschont,
- die Aufzucht von Tieren würde vermindert,
- die Verwendung von Hormonen und Antibiotika, wie derzeit bei der Massentierhaltung üblich, könnte unterbleiben, und die Verwendung von Kunstdünger und Pestiziden würde gesenkt,
- unsinnige Transporte von Nahrungsmitteln und Tieren entfielen ...

Je mehr Menschen also Verantwortung für ihre Ernährung und ihr Leben übernähmen, desto mehr Aufmerksamkeit würde in der Bevölkerung geweckt für die Umwelt und die Folgen des derzeitigen Wohlstands-Konsum-Terrors. Je mehr Menschen sich mit der Eigenverantwortung auseinandersetzten, desto schwieriger würde es für Politiker und Industrie, sie mit Gesetzen, zum Beispiel zur Genveränderung oder Bestrahlung von Lebensmitteln, zu überfahren.

Die Auswirkungen einer Änderung der Bedürfnisse und

Lebensweise einer großen Anzahl von Menschen auf unser aller Leben und auf die Wirtschaft wären in der Tat weitreichender, als es hier ausgemalt werden kann.

Nun ist es nicht vorstellbar und auch nicht wünschenswert, daß eine Umstellung auf eine makrobiotische Lebensweise sozusagen per Verordnung gelebt wird, weil das die Vermarktung bedeuten würde und damit das Ende einer Idee und Philosophie, die von innen her begriffen und angenommen werden muß.

Ich halte es dennoch für wichtig, sich durch solche Gedankenflüge klarzumachen, daß die Vorstellung oder der Traum, alle Menschen lebten nach dem universellen Prinzip, deutlich machen kann, daß die besagte Idee der Menschheit eine Überlebenschance bieten könnte.

Und noch etwas wird deutlich: Makrobiotik ist für alle da; sie kann von allen Menschen gelebt werden, unabhängig von Rasse, Religion und politischer Überzeugung, ob schwerkrank oder ziemlich gesund, ob hetero- oder homosexuell. Sie sollte auch unabhängig vom Geldbeutel gelebt werden können. Dazu ist zu fragen, ob die Grundnahrungsmittel aus kontrolliert biologischem Anbau wirklich weiterhin so viel teurer sein müssen als konventionell angebaute, ein Problem, von dem im übrigen alle gesundheitsbewußt lebenden Menschen betroffen sind. Was die speziellen Güter wie Gewürze und Heilmittel der Makrobiotik angeht, liegt es an uns, kreativ zu sein, heimische Quellen aufzuspüren und mit eigener Herstellung Kosten zu senken.

Mehr als Worte ...

Wer es sagt, der weiß es nicht,
wer es weiß, der sagt es nicht.
Lao Tse

Es gäbe noch viel mehr über Makrobiotik und die praktische Ausübung zu sagen, und es gibt auch sehr schöne und ausführliche Literatur und wundervolle Kochbücher.

In allen Aussagen über den makrobiotischen Weg nähert sich der Mensch dem Kern und der Wahrheit ein wenig mehr. Was unausgesprochen bleibt, ist das Erleben des Individuums in dem Zwischenbereich, der hinter den Worten liegt.

Wie ich am Anfang sagte, wollte ich Sie neugierig machen, und ich hoffe, daß es mir hier und da gelungen ist. Ich wäre sehr dankbar, wenn Sie nach dem Lesen nun Lust bekämen, mehr von dem Schleier zu lüften, der uns von der Erkenntnis der Wahrheit hinter den Dingen trennt.

Literaturhinweise

Theorie und Praxis

Michio u. Aveline Kushi, Das große Buch der makrobiotischen Ernährung und Lebensweise, Ost-West-Bund
Michio u. Aveline Kushi, Kinder- und Familiengesundheit durch Makrobiotik, Ost-West-Bund
Michio Kushi, Der makrobiotische Weg, Hermann Bauer KG, Freiburg
Michio Kushi, Die makrobiotische Hausapotheke, Ost-West-Bund
Michio Kushi, Handbuch der fernöstlichen Diagnose, Ost-West-Bund
Naburo Muramoto, Heile Dich selbst, Hugendübel-Verlag (geplant)
Steve Acuff, Das makrobiotische Gesundheitsbuch, Goldmann-Verlag, München

Kochbücher

Aveline Kushi, A. Kushi's großes Buch der makrobiotischen Küche, Ost-West-Bund
Cornellia Aihara, Die hohe Kunst des makrobiotischen Kochens, Mahajiva Verlag

Erfahrungsberichte

Dr. med. A. Sattilaro, Rückruf ins Leben, Mahajiva Verlag

Dirk Benedict, Mein Leben als Kamikaze-Cowboy, Mahajiva Verlag

Theorie

George Ohsawa, Das einzige Prinzip, Mahajiva Verlag

George Ohsawa, Lebensführer Makrobiotik, Mahajiva Verlag

Zeitschriften

Das Große Leben
- Makrobiotik-Magazin
- Makrobiotik-Nachrichten, erscheinen vierteljährlich, Ost-West-Bund e.V., Am See 14, 88636 Illmensee

Lauffeuer, erscheint 2monatlich bei Makrobiotik für alle e.V., Kremmener Straße 20, 16766 Sommerfeld

In beiden Zeitschriften finden Sie Anschriften von Makrobiotik-Zentren, Behandlern und Privatleuten, die sich auf verschiedene Weise mit Makrobiotik beschäftigen und Angebote machen.

Sonstige Literatur

Lothar Wendt, Gesund werden durch Abbau von Eiweißüberschüssen, Schnitzer Verlag

Sachregister

Rezeptregister

REZEPTREGISTER